Ravi Roy & Carola Lage-Roy

HOMÖOPATHISCHER RATGEBER

bei Notfällen

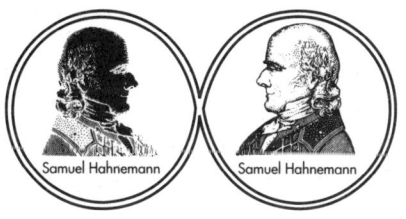

Samuel Hahnemann   Samuel Hahnemann

Lage & Roy

INHALT

Homöopathischer Ratgeber bei Notfällen

Herausgeber:
Lage & Roy Verlag und Buchvertrieb
Hörnleweg 36, 82418 Murnau, Tel. 08841/4455, Fax 08841/4298
Mit freundlicher Genehmigung des Droemer/Knaur Verlages aus dem
Buch "Selbstheilung durch Homöopathie" entnommen
© Droemer/Knaur Verlag - Nachdruck nur mit Genehmigung
1. Auflage - November 1991
2. Auflage - Februar 1994
3. Auflage - Juli 1995
4. Auflage - Januar 1997
Druck: Druckerei Späthling, 95163 Weißenstadt
Satz: Christian Korn, Tutzing

Vorwort

Nach reichlicher Überlegung und mit freundlicher Genehmigung des Herausgebers unseres Buches »Selbstheilung durch Homöopathie« (Droemer/Knaur Verlag – München) haben wir den größten Teil dieses Ratgebers von unserem Buch übernommen. Die Notwendigkeit, Ratschläge bei Notfällen in Form einer Broschüre herauszugeben, besteht darin, daß sie einfacher zu handhaben ist. Nicht zuletzt eignet sie sich auf Reisen durch ihr kleines Format als gute Ergänzung zum Reiseratgeber.

Die vielen Fragen, die von Kollegen, Patienten und Freunden an uns gestellt werden, wenn eine Operation bevorsteht, veranlaßten uns, das Kapitel über Operationen mit hineinzunehmen. Die Homöopathie kann zwar vielen Operationen vorbeugen, bzw. sie überflüssig machen, aber sie kann ihr Potential auf diesem Gebiet nicht voll entfalten. Bedingt durch die momentane Lebensweise der Menschheit, sind Operationen noch ein tiefgehender Bestandteil von uns. Solange die seelische und geistige Gesundheit der Menschen nicht auf ein höheres Niveau gesetzt wird, und der Körper nicht von dem Stress und Druck der kranken Seele befreit wird, werden solche Zustände immer produziert werden.

Obwohl der Wert von allen materiellen Dingen immer mehr steigt, ist der Wert und die Würde des Menschen immer mehr gesunken. Er wird nur noch als Produkt bzw. Konsument behandelt. Erst wenn die Homöopathie eine wesentliche Rolle im Gesundheitswesen spielt und die körperliche, geistige und seelische Gesundheit richtig aufgebaut wird, werden Operationen größtenteils nicht mehr notwendig sein, höchstens bei mechanisch bedingten Vorkommnissen. Tatsächlich hat es diesen Zustand schon einmal gegeben und zwar in Indien vor etwa 2500 Jahren. Trotz der höchsten technischen Entwicklung in der Chirurgie, war die präventive Medizin damals imstande, Operationen jeglicher Art vorzubeugen.

Diejenigen Leser, die sich noch nicht näher mit der Homöopathie beschäftigt haben, finden auf den Seiten 32 f, 45 und 68 kurze Erklärungen zum homöopathischen Heilprinzip.

Eine Mahnung vorab: Laien raten wir dringend davon ab, sich in extremen Notfallsituationen auf die von uns empfohlenen homöopathischen Mittel zu verlassen. Dies nicht, weil wir nicht zu den von uns gegebenen Empfehlungen stehen würden oder von ihrer Wirksamkeit nicht überzeugt wären, sondern deshalb, weil der Laie diesen Situationen im Notfall nicht gewachsen ist und keine Zeit mit »Herumexperimentieren« vergeudet werden darf.

Eine Gabe besteht aus 2 – 3 Kügelchen oder Tropfen

Wir danken der Toxikologischen Abteilung der Technischen Universität München für die Durchsicht des Notfallkapitels.

Operationsbegleitung

Diese Seiten sind in erster Linie für Chirurgen geschrieben worden, die an ihren Patienten die sanften und heilsamen Möglichkeiten der Homöopathie einsetzen möchten. Aber auch für Laien, die ihre Therapeuten auf die Möglichkeiten der Homöopathie aufmerksam machen möchten.

Die Operations-Vorbereitung bei unkomplizierten Fällen

Arnica bereitet den Organismus am besten auf Operationen vor. Dieses Heilkraut beugt in homöopathischer Potenz Komplikationen vor. Der Operationsschock wird besser überwunden, Blutungen aufs Minimum reduziert und die Wundheilung optimal angeregt.

● Dosierung: Je nach Schwierigkeitsgrad der Operation und Vitalität des Menschen wird *ARNICA C 12 - C 200*, 1-2x täglich, 1-7 Tage vor der Operation gegeben.

Die allgemeine Beobachtung zeigt, daß vitale, gesunde Menschen eher mit Schock reagieren als diejenigen, die durch längere Krankheiten geschwächt sind. Dies entspricht auch der Natur von Arnica.

Panische Angst vor Operationen wird durch 1 Gabe *Aconit C 200* aufgelöst. Nach Bedarf wiederholen.

Allgemeine Regeln der Dosierung: In der Homöopathie gibt es keine Standarddosierungen, da das Prinzip der Individualität über allem steht. Immer muß die Dosierung individuell festgelegt werden, hierfür wiederum gibt es bestimmte Regeln, die eingehalten werden sollen.

1) Vitale Menschen brauchen höhere Potenzen und längere Vorbereitungszeit; Geschwächte Menschen kürzere Vorbereitung und niedrigere Potenzen.

2) Der Schwierigkeitsgrad der Operation erhöht die Vorbereitungsdauer.

3) Die letzte Gabe von Arnica soll am Tag der Operation, etwa 1-6 Stunden vorher erfolgen.

Die Operationsvorbereitung von schwierigen, komplizierten Fällen

Wenn der Patient chronisch krank ist oder seine Vitalität geschwächt ist, kann die Homöopathie optimal die Vitalkräfte aufbauen. Im Gegensatz dazu erzwingen die herkömmlichen stimulierenden Mittel nur die vorhandenen Kräfte, aber rufen keine neuen Vitalenergien herbei. Wenn aber keine oder wenig Reserven vorhanden sind, werden durch stimulierende Mittel die letzten Reserven bald erschöpft sein. Die richtige Vorbereitung entscheidet in diesen Fällen bei schwierigen Operationen über Leben und Tod des Patienten. Bei komplizierten Fällen muß eine individuelle homöopathische Behandlung der üblichen

Vorbereitung mit Arnica vorhergehen. Das gut gewählte homöopathische Mittel ist entscheidend. Ein schwaches Herz ist immer ein großes Problem bei schwierigen Operationen. Wenn keine deutlichen Symptome für ein bestimmtes Mittel vorhanden sind, dann ist Natrium muriaticum das beste Mittel um die Kräfte aufzubauen. Schon zwei bis drei Wochen vorher kann mit *Natrium muriaticum* angefangen werden.

● Dosierung: *NATRIUM MURIATICUM D3 - D12*, 2 – 4x täglich.

Operationsvorbereitung
bei Arteriosklerose und degenerativen Prozessen der Gefäße

Arnica bleibt das wichtigste Vorbereitungsmittel auch für diese Patienten. Aber wenn die Zeit es erlaubt, dann können mit *Barium muriaticum* 4-6 Wochen vorher die Gefäße gestärkt und aufgebaut werden.

● Dosierung: *BARIUM MURIATICUM D3*,
                3x tägl. 5 Tropfen auf 1/2 Tasse Wasser.

Diät

Diät oder noch besser Fasten spielen eine wichtige Rolle bei einer guten Operations-Vorbereitung. Die Regeln sind:

1. Viel Gemüse, bes. Karotten(saft), fördert Wundheilung;

2. oder viel Obst;

4. möglichst keine Eier, am ehesten noch weichgekochte; Omelettes oder Aufläufe sind ungünstig;

5. keine grobe Nahrung (nur feingemahlenes Vollkorngetreide);

6. kein schweres, fettes Essen;

Lavendelöl fein, (als Kräuterkissen zum Riechen oder verdampft) kann Schlaf- und Beruhigungstabletten vor und nach Operationen ersetzen.

Operationsnachbehandlung

Die unkomplizierten Fälle werden nach der Operation am besten mit *Staphisagria* versorgt.

● Dosierung: *STAPHISAGRIA* wird nach denselben Anhaltspunkten wie Arnica,
                3-7 Tage lang gegeben.

Schmerzen nach der Operation

Schmerzen, die sofort nach der Operation auftreten, bevor Staphisagira eingesetzt werden konnte, sind meist nervlich bedingt. Hierfür ist *Chamomilla* (Kamille) häufig angezeigt. Der Patient ist im Chamomilla-Fall außer sich und weint bitterlich, kann aber auch sehr gereizt und schroff sein.

● Dosierung: *CHAMOMILLA C 12 – 30*, einige Gaben genügen meist.

Hypericum (Johanniskraut) kommt in Frage, wenn die Operationsstelle in nervenreichem Gewebe liegt. Es wird erst dann gegeben, wenn Chamomilla entweder nicht oder nicht mehr hilft.

● Dosierung: *HYPERICUM C12-30* nach Bedarf, 1/2 - 2stündlich.

Postoperative Übelkeit und Erbrechen

Übelkeit und Erbrechen, die früher häufig auf Chloroform folgten, wurden mit *Phosphor* immer sehr schnell beseitigt.
Heutzutage ist meist *Nux vomica* angezeigt. Heftiges Würgen und erfolgloses Erbrechen kennzeichnen Nux vomica. Wenn es zum Erbrechen kommt, ist es eine große Erleichterung, aber bald danach kann die Übelkeit wieder aufsteigen. Essen verschlimmert.

● Dosierung: *NUX VOMICA C 30 - 200*, nach Bedarf; es reicht meist eine Gabe.

Arsenicum album kommt auch manchmal in Frage. Der Patient kann nichts zu sich nehmen, es kommt sofort zu heftigem Erbrechen. Alles Kalte, auch die kleinsten Mengen, verschlimmert sehr. Oft klagt der Patient über brennende Schmerzen im Magen. Heiße Getränke behält er länger bei sich, bevor er sie heftig erbricht.

● Dosierung: *ARSENICUM ALBUM C 6 - C 200* nach Bedarf dosieren.

Ipecacuanha sollte nicht routinemäßig eingesetzt werden, es kommt seltener in Frage. Bei Ipecacuanha steht die Übelkeit im Vordergrund; andauernde, heftige Übelkeit, die nach dem Erbrechen noch schlimmer wird. Der Patient ist entkräftet, schwach und kalt, besonders an Händen und Füßen. Atmungsschwierigkeiten können auch vorhanden sein.

● Dosierung: *IPECACUANHA C 6 - C 30* nach Bedarf.

Schock - Kollaps

Kent empfiehlt *Strontium carbonicum* als das Mittel bei Operationskollaps, eine Gabe in der C 200 sollte reichen. Wenn mit Übelkeit und Erbrechen verbunden, ist *Camphora* das Mittel.

● Dosierung: *CAMPHORA C 6 - C 200* nach Bedarf.

Bei kaltem Schweiß auf der Stirn: *VERATRUM ALBUM C 200* nach Bedarf.

Blutungen

Die Operations-Vorbereitung mit Arnica beugt eigentlich Blutungen vor, aber wenn es aus irgendwelchen Gründen doch dazu kommen sollte, dann sind Arnica, Calendula und Ipecacuanha die wichtigsten Mittel.

Ausführliche Erörterungen der homöopathischen und allgemeinen Möglichkeiten für eine „sanfte" Operation sind in folgendem empfehlenswerten Buch zu finden: Dean T. Smith „Before and After Surgial Operations" – B.Jain Publishers, New Delhi, Indien. Erhältlich über Lage+Roy Buchvertrieb. Preis 12,- DM .

Verletzungen

Zuwendung ist heilsam

Dieses Kapitel dürfte besonders Eltern interessieren, denn bei Kindern gehören Verletzungen zum Alltag. Allein durch Ihr richtiges Verhalten können Sie dem Kind eine wichtige Hilfe und Beistand sein. Sie werden jetzt, nachdem Sie die Homöopathie kennengelernt haben, vielleicht jede Gelegenheit ergreifen wollen, um homöopathische Mittel zu geben.

Aber vergessen Sie nicht die Regel: »*Das wichtigste zuerst!*« Sie haben genügend Zeit, ein Mittel einzusetzen, selbst bei schwereren Verletzungen. Kinder wollen nach Verletzungen manchmal keine Mittel oder andere Maßnahmen, sie wollen nur, daß man sich ihnen voll und ganz widmet.

Man hilft dem Kind weder, wenn man die Verletzung verharmlost, noch wenn man vor Mitleid, Sorgen und Äng-sten dahinschmilzt. Jedes Kind braucht dann Zuwendung, das eine mehr, das andere weniger. Eine Person sollte bei dem Kind bleiben, eine andere das Mittel zubereiten. *Aber alles mit der Ruhe!*

Erste Hilfe verlangt objektive Beobachtung

Bei Verletzungen gibt es drei Hauptzustände:

1. der Schock
2. die Zerstörung von Gewebe
3. die Blutung

Dies sind ganz einfache Zustände, doch wenn wir gewohnt sind, nur routinemäßig zu arbeiten, können wir leicht übersehen, welcher Zustand wirklich zu behandeln ist, zumindest, welcher Zustand zuerst zu behandeln ist. Wenn ein Kind z.B. mit einem Fahrrad stürzt, so kann es ganz schrecklich aussehen. Die Schürfwunde blutet mehr oder weniger stark, die Kleidung ist zerrissen und schmutzig. Man weiß nicht, wo man anfangen soll und versucht, den gröbsten Schmutz zu beseitigen.

Lassen Sie sich nicht von Emotionen überwältigen, sondern beobachten Sie möglichst neutral, was das verletzte Kind vorrangig benötigt. Sind Sie z.B. ein Mensch, der den Anblick von Blut nicht ertragen kann, dann werden Sie zuerst versuchen, das Blut abzuwischen. Für einen Menschen, der selbst Schmerzen schlecht ertragen kann, steht die Zerstörung des Gewebes im Vordergrund. Er wird als erstes versuchen, dem Verletzten die Schmerzen zu nehmen.

Die Verletzung ist an sich manchmal gar nicht so schlimm, aber in den meisten Fällen befindet sich das Kind in einem Schockzustand und braucht ein Schockmittel.

Unfallschock

Manche Kinder geraten schon durch die geringste Verletzung in einen Schockzustand. Sie schreien wie am Spieß, bekommen einen starren Blick und sind durch nichts zu beruhigen. Bitte nehmen Sie das Kind ernst, auch dann, wenn die Ursache für alle Umstehenden harmlos aussieht. Wenn Sie bei dieser Art von Schock 1 Gabe *ACONIT C 200* geben, beruhigt sich das Kind sehr schnell. Wenn Sie dieses Verhalten bei Ihrem Kind schon beobachtet haben, brauchen Sie nicht abzuwarten, bis es wieder in einen Schockzustand gerät. Sie können die Dispostion sofort behandeln, mit dem gleichen Erfolg.

Zusätzlich wird zu beobachten sein, daß das im Notfall eingesetzte Mittel auch das Kind in seinem Wesen nachhaltig günstig beeinflußt. Es reagiert nicht mehr so extrem, selbst wenn es sich um größere Verletzungen handelt.

● Dosierung bei konstitutioneller Behandlung:
  ACONIT C 200, 1 x täglich, eine Woche lang geben.

In jedem Alter und bei den verschiedensten Unglücksfällen können ähnliche Schockzustände auftreten, die nach Aconit verlangen:

– ein Kind läuft seitlich gegen ein Auto, welches langsam aus der Garage fährt. Dem Kind ist absolut nichts passiert, aber es hat einen Schock. Es zittert am ganzen Körper und rennt fassungslos hin und her.

– ein Kind wirft einen kleinen Gegenstand auf ein anderes Kind. Dessen dicke Jacke fängt den Aufprall aber ab. Der körperliche Schmerz kann nicht so groß gewesen sein, aber das Kind schreit mit vor Schreck geweiteten Augen.

– ein Pferd stürzt, der Reiter fliegt durch die Luft und landet heftig auf der Erde. Er ist unverletzt, aber die Luft bleibt ihm weg, er liegt vor Schreck wie gelähmt da und starrt fassungslos in die Ferne.

– nach einem Autounfall sitzen die Insassen von Todesangst gepackt zitternd da. Sie reagieren auf nichts und können sich nicht erinnern, wie es zum Unfall kam. Dieser Zustand ist unabhängig von der Schwere des Unfalls. Es kann sich auch nur um ein plötzliches Bremsmanöver gehandelt haben, bei dem man noch einmal haarscharf davongekommen ist.

Aconit ist das häufigst gebrauchte Mittel bei einem Schockzustand, dann folgt Arnica (Siehe Seite 10–14).

Blutungen

Die Hochlagerung des verletzten Gliedes verringert die Blutung. Besteht Verdacht auf Knochenbruch, darf das Glied nicht bewegt werden.

Spritzt stoßweise hellrotes Blut aus der Wunde, so ist eine größere Arterie verletzt worden. Die Wunde muß abgedrückt werden, und wenn das nicht hilft, müssen Sie das verletzte Glied oberhalb der Wunde abbinden. Lockern Sie die Binde alle viertel bis halbe Stunde und beobachten Sie, ob die Blutung steht. Wenn das der Fall ist, lassen Sie die Binde gelockert liegen, um bei erneuter Blutung die Binde wieder schnell zuschnüren zu können. Der Druckverband muß immer wieder gelockert werden, sonst besteht die Gefahr, daß das abgeschnürte Körperteil brandig wird.

Bevor die Blutung nicht ganz gestillt ist, legen Sie bitte keine Tücher oder Lappen, die das Blut lediglich aufsaugen, auf die Wunde. Stellen Sie sich doch einmal ein Weinfaß mit einem Leck vor: Man würde sich auch nicht damit aufhalten, den Wein aufzuwischen, sondern als erstes das Leck abdichten.

Wie erkennen Sie innere Blutungen?

An folgenden Zeichen und Symptomen: Unruhe, Durst, drohende Ohnmacht, Schwindel, kalt-feuchte Haut, erweiterte Pupillen, oberflächliche unregelmäßige Atmung, große Angst.

Der Blutdruck fällt ab, der Puls wird schnell, dünn, unregelmäßig und so schwach, daß er kaum zu fühlen ist.

Nur bei Kopfverletzungen ist der Puls langsam und schwach. Meist kommt es schnell zum Schockzustand. Sofort ins Krankenhaus!

Blutstillende Mittel

Arnica (Bergwohlverleih), *Calendula* (Ringelblume), *Plantago lanceolata* (Spitzwegerich), Geranium robertianum (Rupprechts Storchschnabel).

ARNICA
Innerlich genommen, setzt Arnica die notwendigen physiologischen Prozesse zur Blutstillung und Wundheilung in Gang, so daß diese komplikationslos und ohne Negativfolgen verlaufen können. Arnica ist auch eine Prophylaxe gegen **Tetanus**. Tun Sie niemals Arnicatinktur auf eine offene Wunde. Entzündungsgefahr!

Mit Arnica beschränkt sich die Narbenbildung auf ein Minimum.

● Dosierung: *ARNICA C 200*, bei schweren Verletzungen 1/4–1/2 - stündlich 1 Gabe.

CALENDULA-Essenz
hat sich als äußerlich angewandtes Mittel bei der *Blutstillung* und *Wundreinigung* hervorragend bewährt. Es ist besonders heilsam bei *offenen Rißwunden*. Die auseinanderklaffenden Wundränder heilen nahtlos zusammen. Selbst die stärksten Blutungen werden sehr schnell gestoppt. Je stärker die Blutung, desto konzentrierter muß die Calendula-Lösung sein, und zwar bis zu 1 Teil Calendula-

Essenz zu 1 Teil Wasser. Die Normalverdünnung ist 1:10. Ringelblumentee wirkt beruhigend nach Blutungen durch Verletzung und bringt einen heilsamen Schlaf.

PLANTAGO LANCEOLATA (Spitzwegerich) und
GERANIUM ROBERTIANUM (Rupprechts Storchschnabel)
Beide Pflanzen gibt es nicht als homöopathische Mittel zu kaufen. Wir erwähnen es hier als ein vorzügliches Heilkraut, besonders bei Schnittwunden. Die zerquetschten Blätter werden auf die Wunde gelegt. Sie *stillen die Blutung* unglaublich schnell und *nehmen den Schmerz* dementsprechend rasch.

Reinigung und Versorgung der Wunden

Je weniger eine Wunde blutet, desto größer ist die *Tetanusgefahr* (s. a. S.19). Dem kann vorgebeugt werden duch Anregung der Blutung. Die Umgebung der Wunde wird mit kräftigem Druck massiert, so daß sich die Wunde durch die Blutung von selbst reinigt.

Eine verschmutzte Wunde muß mit lauwarmem Calendula-Wasser vorsichtig gereinigt werden. Auf 1 Tasse Wasser gibt man 5-7 Tropfen *Calendula-Essenz*. Fremdkörper sind vorher zu entfernen (Siehe »Stichwunden«).

Hört die Wunde langsam auf zu bluten, wischen Sie die letzten herausquellenden Blutstropfen nicht immer wieder ab; das Blut kann so schneller koagulieren (antrocknen). Es bildet sich Schorf über der Wunde, der gleichsam ein Schutz gegen Verunreinigungen ist. Legen Sie einen Verband oder ein Pflaster nur bei größeren Wunden auf. Auseinanderklaffende Wundränder können mit sogenannten »Klammerpflastern« zusammengezogen werden. Die Narbenbildung läßt sich wesentlich verringern, wenn die Wunde mit Calendula-Tinktur feuchtgehalten wird. Wenn Sie das Glück haben, frische *Calendulablüten* oder *Spitzwegerichblätter* zur Hand zu haben, legen Sie diese unter dem Verband auf die Wunde, andernfalls verwenden Sie Calendula-Essenz.
Vorsicht: Geben Sie niemals Arnica-Essenz auf eine offene Wunde, es brennt und sie kann sich entzünden!

Beste Wundheilung durch Sonne, Luft und Salzwasser
Verbände und Pflaster hemmen die Wundheilung, da sie das heilende Sonnenlicht und die Luft nicht an die Wunde heranlassen. Die Wunde und die umliegenden Teile unter einem Pflaster sehen blaß, blutleer und ungesund aus. Die Haut ist faltig und aufgequollen. Wo es nicht anders möglich ist, sollte wenigstens nachts das Pflaster entfernt werden, damit die Wunde trocknen kann.

Wunden, die am Strand oder im Meer durch das Eintreten von Muscheln oder Glasscherben entstanden sind, sollten erst in der Luft antrocknen, bevor man sie wieder in Salzwasser badet. Diese Wunden können sehr tief sein, doch im Salzwasser heilen sie schnell.

Eine gesunde Wunde ist von einer dicken Blutkruste bedeckt. Die Wundränder und die umliegenden Teile sehen gut durchblutet aus.

Nachbehandlung und Diät

Zu der richtigen Wundversorgung gehört auch eine Schonung in der Lebensweise. Der Kranke soll sich bei größeren Verletzungen und Wunden so ruhig wie möglich verhalten. Körperliche oder geistige Anstrengungen sollte er möglichst meiden. Salzarme und schwach gewürzte Ernährung empfiehlt sich. Er sollte leichte Kost zu sich nehmen, kein Geräuchertes und wenig Süßes.

Blutvergiftung

Die Gefahr einer Blutvergiftung besteht bei stark verschmutzten und zerfetzten Wunden, bei unhygienischen Verhältnissen und bei Schwächung des Körpers durch Belastung und mangelhafte Ernährung. Dies ist gegeben z.b. nach Naturkatastrophen, Krieg, Autounfällen, Bißwunden. Dazu ein Beispiel: Schafhirten verletzen sich beim Hufeschneiden. Diese Verletzungen sind sehr gefürchtet, denn sie können tödlich verlaufen. Das erste Anzeichen einer drohenden Blutvergiftung ist ein roter, heißer Streifen, der von der Wunde ausgeht. Bei den oben erwähnten Wunden kann Gunpowder prophylaktisch eingesetzt werden, ansonsten gebe man es bei den ersten Symptomen von Blutvergiftung. Es wird den weiteren Verlauf sofort abwenden.

● Dosierung: *GUNPOWDER D 3-12*, innerlich 2-3 Tabletten alle 2 Stunden.
● Dosierung bei *Prophylaxe*: *GUNPOWDER D 3-12*,
    3 x täglich 1-2 Tabletten, 3 Tage lang.

Schlechte Wundheilung und Juckreiz

Im Verlauf des Heilungsprozesses, besonders bei Stich-,Biß- (Insektenstiche und -bisse) und Schürfwunden, fängt die Wunde manchmal stark an zu jucken. Um den Schorf vor dem Abkratzen zu schützen, kann Anagallis gegeben werden.

● Dosierung: ANAGALLIS C 200, einige Tropfen alle 4-6 Stunden auf den Schorf
    oder innerlich geben.

Durch die richtige homöopathische Wundversorgung heilt die Wunde problemlos. Wenn die Wunde nicht in Ruhe gelassen wird, z.B. immer wieder aufgekratzt oder nicht saubergehalten wird, heilt sie schlecht, z.B. mit Eiterung, geschwollenen Lymphknoten, Fieber. Je nach Art der Wunde wird ein anderes Mittel gegeben.

Bei Eiter ist das wichtigste Mittel Hepar sulfuris.

● Dosierung: *HEPAR SULFURIS C 200*, 4-5 Tropfen, im Abstand von 6 Stunden.
    2-3 Gaben sollten ausreichen.

Bei *Riß- und Schnittwunden:* STAPHISAGRIA C 200.
● Dosierung: wie oben.

Bei *Bißwunden:* LACHESIS C 200,
besonders wenn die Umgebung blau verfärbt ist.
● Dosierung: wie oben.

Nach *Fremdkörpern:* SILICEA C 200.
● Dosierung: wie oben.

Bluterguss, blaue Flecken (Hämatom)

In den meisten Fällen wird *Arnica,* direkt nach der Verletzung innerlich und äußerlich angewendet, den Bluterguß absorbieren (siehe Arnica). Bei manchen
Menschen oder bei großen Hämatomen, besonders wenn sie eine grünlich-
schwarze Farbe annehmen, reicht Arnica nicht aus. Dann wird *LEDUM C 200,* 3x
täglich gegeben. Meist ist der dunkle Fleck innerhalb eines Tages verschwunden.

Sulfuricum acidum (Schwefelsäure) ist angezeigt, wenn 2 Tage nach den *Ledum*-Gaben die dunklen Flecken noch nicht verschwunden sind und der Verletzte die für Sulfuricum acidum typische Ungeduld zeigt.
● Dosierung: *SUFURICUM ACIDUM C 200,* 3 x täglich 1 Gabe.

Entkräftung und Schwäche nach Blutverlust

Durch *China* wird die Blutbildung angeregt und der Körper wird dann von allein
die notwendige Flüssigkeit und Nahrung verlangen.
● Dosierung: *CHINA C 200,* 3 x täglich, 2-3 Tropfen auf etwas Wasser, bis Sie sich
wieder kräftig fühlen.

Falls Sie das homöopathische Mittel *CHINA* nicht im Haus haben, können Sie sich
auch mit chininhaltigen Getränken (Bitterlemon) behelfen. Es hilft allerdings
nicht so überzeugend und schnell wie das potenzierte Mittel. Sie werden damit
auch keine Wirkung erzielen, wenn Sie diese Getränke oder chininhaltige Medikamente regelmäßig zu sich nehmen.

Entkräftung und Schwäche nach Verletzungen

Hier ist die Ursache der Entkräftung nicht der Blutverlust, sondern der gestörte Mi-
neralhaushalt des Körpers, da die Nieren nach Verletzungen und Schock geschwächt sind und vermehrt Mineralien ausscheiden.

Sie können die Nieren anregen, indem Sie Rohkostsalate mit Essig und Öl zu sich
nehmen. Mit Rotwein oder Reisessig als 'Heilmittel' haben wir gute Erfahrungen
gemacht. Wichtig ist, daß die Behandlungsmaßnahmen nach dem homöopathischen Prinzip eingesetzt werden. Essig ist in jedem Haushalt zu finden. In Verbin-

dung mit Rohkost ist es in diesem Fall das ideale Heilmittel. Sie können auch Essig (Aceticum acidum) in potenzierter Form zu sich nehmen.

● Dosierung: *ACETICUM ACIDUM C 200*, 2 x täglich, 2-3 Tage lang.

Sulfuricum acidum ist angezeigt, wenn die Entkräftung eher durch die Ungeduld des Verletzten entsteht. Er gönnt sich nicht genügend Ruhe und überfordert sich in der Genesung.

● Dosierung: *SULFURICUM ACIDUM C 200*, 2x täglich,
  bis die Kräfte wiederhergestellt sind.

Nasenbluten

Bei Nasenbluten durch einen Schlag oder durch Anstrengung:
● *ARNICA C 200*, 1 Gabe.

Nasenbluten bei Kindern:
● *FERRUM PHOSPHORICUM C 200*, 1 Gabe.

Nasenbluten bei Kopfschmerzen:
● *MELLILOTUS C 200*, 1 Gabe.

Diese Ratschläge gelten nur als Erste-Hilfe-Maßnahmen. Die Neigung zu Nasenbluten muß konstitutionell behandelt werden.

Zwei wichtige Verletzungsmittel

ARNICA, das allgemeine Verletzungsmittel.
Der Homöopath denkt bei Verletzungen sofort an *Arnica*. Dies sollte er aber nicht bei jeder Art von Verletzungen tun. Wir müssen hier genauer differenzieren, denn es gibt eine Reihe anderer Mittel, die zu spezifischen Verletzungen besser passen.

Arnica, das Kraut mit den hundert Namen - z.B. Fallkraut, Bergwohlverleih, Wundkraut - ist angezeigt nach Schlagverletzungen oder nach Schleudertraumen, besonders nach *Verletzungen der Weichteile*. Es wirkt generell auf den *Schockzustand nach körperlichen Verletzungen*. Der Verletzte nimmt die Verletzungen gar nicht richtig wahr, oder er verharmlost sie. Wenn Arnica jetzt nicht bald gegeben wird, gerät der Mensch in einen Zustand der Überempfindlichkeit. Sein ganzer Körper fühlt sich wund an, er möchte nicht berührt werden. Wegen der Schmerzen kann er auf den verletzten Körperteilen weder sitzen noch liegen, die Matratze erscheint ihm auf einmal viel zu hart.

● Dosierung: *ARNICA C 200*, 1/2-1 stündlich geben. Danach in immer größeren
  Abständen und später 1 x täglich je nach Schwere der Verletzung
  noch einige Tage weiter geben.

BELLIS PERENNIS (Gänseblümchen)
Dieses Mittel ist ebenso wie Arnica bei Verletzungen der Weichteile angezeigt, die z.B. durch Schlag oder Fall zustande kommen. Wir haben die Beobachtung gemacht, daß Arnica nicht bei Menschen hilft, deren Muskulatur fest und stark entwickelt ist, wie z.B. bei Handwerkern, Bauern, Gärtnern oder Kampfsportlern. Kräftige, drahtig gebaute Menschen brauchen *Bellis perennis*.

● Dosierung: *BELLIS PERENNIS C 200*, 1 Gabe alle 2-4 Stunden, später 1x tägl.

Kopfverletzungen

Kopfverletzungen sollten nie ignoriert werden, auch wenn sie scheinbar harmlos aussehen, besonders wenn sie bei Kindern vorkommen. Kinder und Säuglinge verletzen sich leicht am Kopf (z.B. wenn sie aus dem Bett fallen). Ihre Schädelknochen sind noch sehr dünn und es kann vergleichsweise leichter zu Gehirnschädigungen kommen. Kinder geraten auch eher in einen Schockzustand. Anzeichen für einen Schädelbruch oder eine Gehirnerschütterung müssen nicht sofort nach einem Unfall auftreten. Es ist möglich, daß der Verletzte nach einem Verkehrsunfall nur für einen kurzen Augenblick oder auch gar nicht bewußtlos war und sonst ganz normal erscheint, außer daß er vielleicht keine Erinnerung mehr an die Zeit vor dem Unfall hat.

Deshalb muß der Verletzte mindestens 48 Stunden lang auf folgende Symptome hin beobachtet werden:
Benommenheit oder Bewußtlosigkeit, Kopfschmerzen oder Schwindelgefühl, Verlust der Orientierung oder des Gedächtnisses, schneller oder schwacher Puls, Lähmungserscheinungen, Sehstörungen, undeutliche Aussprache, Quetschungen um Augen oder Ohren, Blutungen aus Nase, Augen oder Mund (Blutung nicht stoppen).

Der Verletzte darf unter keinen Umständen aufstehen oder herumgehen. Besonders bei Kindern muß darauf geachtet werden. Ein bewußtloser Verletzter darf niemals mit Gewalt aus der Bewußtlosigkeit geholt werden.

Allgemeine Maßnahmen
Wenn der Verletzte bewußtlos ist, kontrollieren Sie Atmung und Puls. Falls notwendig, künstliche Beatmung oder Herzmassage vornehmen.

Wenn eine Wibelsäulenverletzung ausgeschlossen werden kann, legen Sie den Verletzten in die stabile Seitenlage, mit leicht erhöhtem Kopf, damit Blut, Speichel und Erbrochenes aus dem Mund laufen können.

Bei Verdacht auf eine Nackenverletzung lagern Sie den Verletzten flach und decken ihn gut zu. Die Möglichkeit einer Gehirnblutung besteht auch, ohne daß Bewußtlosigkeit vorhanden ist. Ruhig liegen verringert die Blutungsgefahr. Veranlassen Sie, daß sofort medizinische Hilfe eintrifft.

Homöopathische Behandlung
Selbstverständlich möchten und dürfen wir Laien nicht empfehlen, die Behandlung bei schweren Unfällen selber vorzunehmen. Trotzdem kann es Situationen geben, in denen der Laie sich und anderen durch die Informationen in diesem Kapitel behilflich sein könnte, z.B.

1. in der Wildnis, weit weg von jeglicher Hilfe,
2. als Erste-Hilfe-Maßnahme, bevor ärztliche Hilfe einsetzen kann,
3. eventuell im Krankenhaus, nach Rücksprache mit dem behandelnden Arzt. Das homöopathische Mittel wird, ohne die andere Behandlung zu stören, für sich wirken.
4. Bei Tieren (z.b. angefahrene Tiere), denn auch bei ihnen werden die Mittel nach dem gleichen Prinzip eingesetzt.

ARNICA
Grundsätzlich verlangen alle Arten von *Kopfverletzungen* nach *Arnica*. Es wirkt sowohl auf den körperlichen als auch auf den seelischen Schockzustand nach einem Unfall. Es stoppt die Blutungen, beugt inneren Blutungen vor und regt die Selbstheilungskräfte zur schnellen Wundheilung an.

● Dosierung (bei leichten Kopfverletzungen): *ARNICA C 200*, 1/2 -1stündlich wiederholen, bis der Verletzte sich beruhigt und einschläft. Nach einem heilsamen Schlaf sind weitere Arnicagaben nicht mehr notwendig.

Gehirnerschütterung und Schädelbruch

Wie erkennen Sie eine Gehirnerschütterung?
Die Lippen des Verunglückten sind blutleer, sein Blick ist starr, leicht nach oben gerichtet. Der Pupillenreflex ist weg (reagiert nicht mehr auf Lichtstrahl), Erbrechen, Pulsverlangsamung, kalte Hände und Füße, oberflächliche Atmung. Wenn der Kranke nach einer schweren Gehirnerschütterung bewußtlos war und wieder zu sich gekommen ist, kann das Erinnerungsvermögen gestört sein.

Wie erkennen Sie einen Schädelbruch?
– Blutungen aus Mund, Nase und Ohren,
– langsamer, schwacher Puls, heftiges Erbrechen ohne Übelkeit,
– Schläfrigkeit bis Schlafsucht,
– Brillenhämatom (Blutungen um das Auge) tritt meist später auf.

Allgemeine Maßnahmen
Oberstes Gebot ist Ruhe. Alle Sinnesreize fernhalten. Den Verletzten flach und warm lagern. Es besteht Erstickungsgefahr durch Erbrechen. Daher den Verletzten nicht alleine lassen. Wenn keine homöopathischen Mittel gegeben wurden, muß der Verletzte am Schlafen gehindert werden, denn noch Stunden nach dem

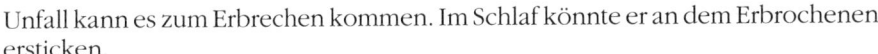

Unfall kann es zum Erbrechen kommen. Im Schlaf könnte er an dem Erbrochenen ersticken.

Homöopathische Behandlung
Nach der Verabreichung von Arnica (siehe Verabreichung bei Bewußtlosen) werden Sie erleben, wie der Verletzte entweder bald danach erbricht (das passiert nur dann, wenn der Magen zu voll war) oder einige Male aufstößt. Die Pupillenreflexe setzen wieder ein. Langsam füllen sich die Lippen wieder mit Blut und die Gesichtszüge entspannen sich.

Aufgrund meiner eigenen jahrelangen Beobachtungen möchte ich hier eine Ausnahme von der Regel machen in bezug auf die Wahl der Potenz.

Bei *schwerer Gehirnerschütterung* oder *Schädelbruch* wirkt Arnica in der Hochpotenz *(C 10 000)* viel schneller und sicherer als die 200. Potenz.

Beachte: Laien und Anfänger in der Homöopathie sollten sonst keine Potenz über der *C 200* benutzen.

Gehirnquetschung

Nachdem der Verletzte durch *Arnica* (Lippen und Mund benetzen) das Bewußtsein wiedererlangt hat, wird *Hypericum* eingesetzt.
● Dosierung: *HYPERICUM C 200*, 3 x täglich, für längere Zeit.

Unterschiedliche Wunden

Quetschwunden
Bei der homöopathischen Behandlung von Verletzungen ist es wichtig, darauf zu achten, welches Gewebe hauptsächlich geschädigt wurde. Nach diesem Kriterium wird das entsprechende Mittel ausgewählt.

Am Beispiel der Therapie von Quetschungen wird dies deutlich. Nachdem eine deutliche Besserung eingetreten ist, geben Sie das Mittel in größeren Abständen.

Quetschung der *Muskeln:*
● Dosierung: *ARNICA C 200*, einige Tropfen, äußerlich; innerl. alle 1/2 Stunde.

Quetschung der *Nerven:*
● Dosierung: *HYPERICUM C 200*, 1 Gabe, alle 1/2 Stunde, innerlich.

Quetschung der *Knochen:*
● Dosierung: *SYMPHYTUM C 200*, 1 Gabe, alle 1/2 Stunde, innerlich.

Quetschung der *Knochenhaut:*
● Dosierung: *RUTA C 200*, 1 Gabe, alle 1/2 Stunde, innerlich.

Quetschung der *Knorpel:*
● Dosierung: *ARGENTUM METALLICUM C 200*, alle 1/2 Stunde, innerlich.

Quetschung der *Sehnen:*
● Dosierung: *CALENDULA C 200*, alle 1/2 Stunde, innerlich.

Schürfwunden

Wenn die Wunde verschmutzt ist, säubern Sie sie mit verdünnter *Calendula-Essenz*, 1 (Teil Calendula): 10 (Teile Wasser). Dann antrocknen lassen, so daß sich eine Kruste bilden kann (siehe »Wundversorgung«). Wenn die Wunde trotz der Behandlung mit Calendula weiter schmerzt, wie es bei Kindern vorkommen kann, geben Sie *CHAMOMILLA C 30*, 1 Gabe, innerlich.

Auch bei Erwachsenen können Schürfwunden manchmal sehr unangenehm sein. Das Mittel *Coffea (Kaffee)* wird bei Schmerzen eingesetzt, die so heftig sind, daß sie einen zur Verzweiflung bringen können. Trinken Sie eine Tasse Kaffee, wenn Sie das potenzierte Mittel nicht zu Hause haben, es wird in diesem Fall ausgezeichnet helfen. Wenn Sie allerdings regelmäßig Kaffee zu sich nehmen, wird sich keine schmerzlindernde Wirkung einstellen. Für diese Art von Schürfwunden können Sie auch 1 Gabe *HEPAR SULFURIS C 200* nehmen.

Platzwunden

Bei kleinen Platzwunden reicht 1 Gabe *ARNICA C 200* innerlich aus, um die Wundheilung anzuregen.

Stoppen Sie die Blutung bei größeren Platzwunden mit *Calendula-Kompressen* oder *Arnica C 200* innerlich. Bei *Unfallschock* geben Sie 1 Gabe *ACONIT C 200*.

Schnitt- und Rißwunden

Um die Blutung zu stoppen, legen Sie erst eine Kompresse mit *Calendula-Essenz* oder *-Blüten* oder zerquetschte *Spitzwegerichblätter* auf die Wunde oder geben Sie *Arnica C 200* innerlich.

Zur Förderung der Wundheilung und um Vernarbungen zu verhindern, nehmen Sie *STAPHYSAGRIA C 200*, 3 x täglich 2-3 Tage lang.

Selbst bei größeren Wunden haben wir erlebt, daß sich die Wundränder von allein zusammenzogen. Bei genähten Wunden sind später die Nadeleinstiche als kleine Narben zu sehen. Homöopathisch behandelte Wunden müssen nicht unbedingt genäht werden. Meist reicht ein Klammerpflaster (außer bei straff gespannter Haut direkt über dem Knochen, z.B. Stirnverletzungen bei sehr kleinen Kindern). Trotzdem fällt die Narbe oft kleiner aus und heilt besser, als es durch das Nähen der Fall gewesen wäre.

Rißwunde der Kopfhaut: Calendula-Essenz, äußerlich.

Stichwunden

Größere Stichwunden kann ein Laie nicht selbst behandeln, aber bis der Arzt eintrifft, können Sie mit *LEDUM*, innerlich gegeben (gegen den Schock und die Blutungen), Erste Hilfe leisten. Äußerlich wird die Blutung mit *Calendula-Kompressen* gestillt.

Bei Stichwunden, die nicht bluten, besteht Tetanusgefahr. Deshalb ist es wichtig, die Wunde und die umliegenden Teile so fest zu drücken und zu kneten, bis einige Tropfen Blut herausquellen. Das Hauptmittel bei Stichwunden ist *Ledum*, es wirkt auch gleichzeitig vorbeugend gegen **Tetanus***.

● Dosierung: *LEDUM C 200*, 1 Gabe, innerlich, bei kleinen Stichwunden. Bei größeren Wunden alle 4 Stunden wiederholen.

Nachbehandlung: siehe »*juckende Wunden*« (S.12).

Bei Entzündungen, wenn die Nerven verletzt wurden, ist *HYPERICUM C 200* das Mittel.

Bißwunden

Wenn die Wunde nicht blutet, sollte so lange eine Druckmassage um die Wunde herum ausgeübt werden, bis etwas Blut austritt. Bei Bißwunden ist die Infektionsgefahr sehr groß. Aber nicht jeder Biß muß gleich mit Tollwut oder Tetanus verbunden sein. Eine sachgemäße homöopathische Versorgung der Wunde beugt bösen Folgen vor und wird die Wunde zur schnellen Heilung bringen. Die Bißwunde muß sofort gereinigt werden, um die eingedrungenen Giftstoffe zu entfernen. Das bewährteste Mittel hierfür ist *Echinacea-Urtinktur* (10-15 Tropfen auf 1 Tasse Wasser). Auch bei Bißwunden tollwütiger Tiere wird es zur äußeren Wundbehandlung eingesetzt.

Die Wahl des homöopathischen Mittels hängt davon ab, in welchem Gewebe sich der Biß befindet.

Biß in Hände und Füße, besonders in Finger und Zehen: *Ledum*.
● Dosierung: *LEDUM C 200*, 5 Tropfen, 1-2stündlich, später in größeren Abständen innerlich.

Bei Wunden, die nicht gleich mit *Echinacea Urtinktur* gesäubert wurden, *Ledun* in der Tiefpotenz geben, zur **Tetanus-Prophylaxe**.
● Dosierung: *LEDUM D 3*, 5 Tropfen, 1/4-1/2 stündlich, später in größeren Abständen innerlich.

Biß in die *Weichteile: Arnica*
● Dosierung: *ARNICA C 200*, 5 Tropfen, 1/2 stündlich, später in größeren Abständen, innerlich.

Nachbehandlung: Bißwunden neigen zu starkem Juckreiz bei der Heilung oder zu Eiterungen (siehe S. 12).

---

* Dr. Buchwald „Über die Gefahren der Tetanusimpfung" – Siehe „Der Homöop. Ratgeber Nr. 3"

Tollwutprophylaxe

Man muß mit Tollwut rechnen, wenn ein wildes Tier durch zahmes Verhalten auf-
fällt, oder wenn ein Haustier mit Wildtieren in Kontakt kam und sich sein Verhalten auffällig ändert. Die Ansteckung erfolgt meist über den Biß des Tieres. Aber
auch schon das Eindringen des giftigen Speichels in die Schleimhäute reicht aus,
um den Erreger zu übertragen.
Die Krankheit bricht erst nach mehreren Tagen bis zu fünf Monaten aus, meist
nach ca. 40-90 Tagen. Sie äußert sich durch Halsweh, starke Abneigung gegen
Wasser und Flüssigkeiten, obwohl großer Durst vorhanden ist. Denn jeder Versuch zu trinken löst schmerzhafte Krämpfe beim Schlucken aus. Feste Speisen
können aber noch geschluckt werden. Hinzu kommen Krämpfe der Atemmusku-
latur, des Rumpfes und der Arme bei Schluckversuchen. Der Kranke ist furchtbar
erregt. Es kommt zu Delirien und heftigen Wutanfällen. Der Tod erfolgt meist am
dritten Tag nach Ausbruch der Krankheit. Trotz Tollwutimpfung bekommen im
Infektionsfall noch 1% der Geimpften die Krankheit.

Homöopathische Prophylaxe bei Tollwutverdacht:

1. Säuberung der Bißwunde mit *Echinacea-Urtinktur* (10-15 Tropfen auf 1 Tasse
   Wasser), giftigen Speichel damit abwaschen.
2. *Ledum* oder *Arnica* geben (siehe 'Bißwunden').
3. Wenn sich der Tollwutverdacht durch Untersuchung des Tieres bestätigt:
   LYSSINUM C 1000 (Tollwutnosode), 2 Gaben im Abstand von 5-10 Minuten
   geben.

Splitterverletzungen

Splitter, Stachel, Dorn o.ä. Fremdkörper stecken manchmal wie festgewachsen in
der Haut. Um sie leichter entfernen zu können, tragen Sie etwas *Hypericum-Öl*
auf die Verletzung auf. Dadurch entspannt sich das Gewebe besser. Eine andere
Möglichkeit besteht darin, die Haut in einem warmen Seifenbad aufzuweichen.
Dann den Splitter vorsichtig mit einer Pinzette oder Nadel entfernen, oder wenn
der Splitter schon eingewachsen ist, die Stelle mit *Silicea* bestreichen.

● Dosierung (für äußerliche Anwendung): *SILICEA D 6* oder *D 12*, 5 Tropfen
   auf einen Teelöffel Öl. Damit bestreichen Sie die
   Verletzung 3x täglich.

Juckende Splitterverletzung: ANAGALLIS D 6.
● Dosierung: siehe oben.

Verletzungen der Nerven

Hypericum ist das Mittel bei Nervenverletzungen, hier muß jedoch eine mögliche
Komplikation berücksichtigt werden. Nehmen wir z.B. einen gequetschten Finger: Es kann sich ein Bluterguß (Hämatom) unter dem Nagel bilden, der auf die
verletzten Nerven drückt und damit die Wirkung von Hypericum verhindert. Erst

muß das Hämatom entweder mit *Arnica* aufgelöst oder durch Punktion entfernt werden.

Einen *Bluterguß können Sie verhindern*, indem Sie den verletzten Bereich 1-2 Minuten fest drücken. Hypericum wird eingesetzt bei Verletzungen nervenreichen Gewebes, z.B. der Finger und Zehen. Selbst nach Nervendurchtrennungen, wie sie gelegentlich durch Spritzen vorkommen können, haben wir Heilungen durch Hypericum erlebt.

● Dosierung: *HYPERICUM C 200*, 1 Gabe bei kleinen Verletzungen; bei größeren Verletzungen alle 4 Stunden wiederholen.

Knochenbrüche

Wie erkennen Sie einen Knochenbruch?
– Unter günstigen Bedingungen ist ein krachendes Geräusch zu hören,
– äußerlich sichtbare Verschiebungen der Bruchenden,
– Bluterguß und Schwellung um den Bruch,
– stechender Bruchschmerz, der auf Druck zunimmt,
– das gebrochene Glied ist kürzer als das entsprechende Glied der anderen Seite,
– alle Bewegungsversuche und Untersuchungen sind mit Schmerzen verbunden,
– Im Zweifelsfall eine Röntgenuntersuchung veranlassen.

Homöopathische Behandlung:
Erwarten Sie bitte nicht, daß chirurgische Eingriffe und mechanische Maßnahmen durch Mittel ersetzt werden können! Der Beitrag der homöopathischen Mittel liegt hier in der:

1. Schockbehandlung.
2. Entkrampfung der Muskulatur durch Schmerzlinderung, dadurch vereinfachtes Richten der Bruchstelle.
3. Förderung der Kallusbildung.

Zu 1. Hauptmittel ist *Arnica*, manchmal *Aconit* (siehe "Schock" unter ACONIT S.9).

Zu 2.: Je länger es dauert, bis der Bruch gerichtet ist, umso mehr haben sich die Muskeln zusammengezogen und desto schwieriger wird das exakte Richten der gebrochenen Knochen. *Arnica* holt den Verletzen aus dem Schockzustand und entkrampft die Muskulatur.

Früher oder später werden Schmerzen eintreten. Diese Schmerzen werden durch die Verabreichung von 1 Gabe *SYMPHYTUM C 200* erträglich gemacht. Symphytum bewirkt, daß sich der Verletzte entspannen kann.

Zu 3.: *Symphytum* (Beinwell) regt auch die Kallusbildung an.

- Dosierung: *SYMPHYTUM D 3*, 5 Tropfen auf 1 Eßlöffel Wasser, 3x täglich (innerlich).

Es gibt in Südindien ein homöopathisches Krankenhaus, in dem bei Knochenbrüchen Beinwellblätter auf die Bruchstelle gelegt werden, die dann anschließend nur verbunden und geschient wird. In Abständen von einigen Tagen wird die ganze Prozedur wiederholt. Diese ungegipsten Brüche heilen schon in drei Wochen aus.

Marschfraktur
(Siehe S. 28)

Verletzungen der Körperteile

Wirbelsäulenverletzungen

Hier ist wiederum Arnica das Hauptmittel, denn der Körper gerät in jedem Fall in einen Schockzustand. Tiefe Verletzungen, bei denen es zu *Nervenverletzungen* kommt, benötigen dagegen *Hypericum*. Sogar eine Nervendurchtrennung spricht auf Hypericum noch an. Innerhalb einer Woche nach der Durchtrennung sind die Chancen noch sehr groß! Natürlich ist die Wirkung besser, je eher das Mittel gegeben wurde. Vergessen Sie nicht vor der Behandlung mit Hypericum ein oder zwei Gaben *Arnica* zu geben.

Steißbeinverletzungen verlangen immer nach Hypericum, entweder allein oder als Folge von Arnica, da dort viele Nerven angesammelt sind.
- Dosierung: *HYPERICUM C 200*, 3x täglich, einige Tage.
  Bei Nervendurchtrennungen einige Wochen lang geben.

Gesichtsverletzungen

Wenn der Verletzte unter Schockeinwirkung steht, zuerst 1 Gabe *ARNICA C 200* geben.

Bei stärkeren Verletzungen sind Knochen und Knochenhaut betroffen. Deshalb ist *Symphytum* das wichtigste Mittel (siehe »Knochenbrüche«).
- Dosierung: *SYMPHYTUM C 200*, 1 Gabe, alle 2 Stunden.

Augenverletzungen

Gleich nach Augenverletzungen setzt gewöhnlich der Reflex ein, das Auge zu reiben. Besonders Kinder sind daran zu hindern.

Schlag auf den Augapfel (z.B. Schneeball, Stein, Stock): *Symphytum*.
- Dosierung: *SYMPHYTUM C 200*, 3x täglich, 2-3 Tage lang, innerlich.

Blaues Auge (Hämatom): *Ledum*.
- Dosierung: *LEDUM C 200*, 2 Gaben im Abstand von 4 Stunden.

Riß- und Schnittwunden: Augenbad mit verdünnter *Calendula-Essenz* (1:10).
Stichwunden: Hypericum.
● Dosierung: *HYPERICUM C 200*, 3x täglich, innerlich.

Entzündung nach Fremdkörperentfernung: Aconit.
● Dosierung: *ACONIT C 200*, 1-2 Gaben.
Bei *Schock*: siehe S.9.

Ohrverletzungen

Durch unvorsichtiges Fremdkörper Entfernen oder Herumstochern im Ohr kann
es zu Verletzungen kommen.
Entzündung und Schmerzen bleiben zurück: Arnica.
● Dosierung: *ARNICA C 200*, 1-2 Gaben, innerlich.
Zuschwellen des Ohres und starke Schmerzen: Pulsatilla.
● Dosierung: *PULSATILLA C 200*, 2-3 Gaben.

Genitalverletzungen

Diese können nicht nur äußerst schmerzhaft sein, sondern sich auch auf die seeli-
sche Verfassung negativ auswirken.
Allgemeine Verletzung der Genitalien sowie nach *Vergewaltigung: Staphisagria.*
● Dosierung: *STAPHISAGRIA C 200*, 1/4 bis 4stündlich,
                   je nach Verletzungsgrad.

Blutungen der Genitalien: erst mit *PHOSPHOR C 200* behandeln, bis die Wunde
einigermaßen verheilt ist. Danach mit einigen Gaben *Staphisagria C 200* die Behandlung abrunden.

Hodenverletzung durch Schlag oder Quetschung: *Argentum metallicum.*
● Dosierung: *ARGENTUM METALLICUM C 200*, anfangs 1/4 stündlich geben.

Finger- und Zehenverletzungen

HYPERICUM C 200, siehe auch unter »Nervenverletzungen«.

Verletzungen durch Sturz (Erschütterung)

Beim Sturz aus einer Höhe werden die inneren Organe erschüttert, wobei die Gefahr eines Gefäßrisses und einer damit verbundenen inneren Blutung groß ist.
Äußerlich muß keine Verletzung zu sehen sein.

Millefolium (Schafgarbe) vermag sowohl die innere Blutung zu stillen, als auch
die Verletzung der inneren Organe durch den Aufprall zu heilen.
● Dosierung: *MILLEFOLIUM C 200*, 1 Gabe alle 10-15 Minuten, später seltener.

Wenn der Kopf (siehe "Gehirnerschütterung") dabei verletzt ist, müssen Sie erst
die *Kopfverletzung* mit *Arnica* behandeln und dann Millefolium geben.

Auch wenn der *körperliche Schock* sehr groß ist, geben Sie erst 1 Gabe Arnica und setzen nach 10-15 Minuten Millefolium ein.

Sportverletzungen

Der Sportler neigt leicht dazu, seine Verletzungen herunterzuspielen, zu übersehen und nicht zu beachten. Wenn er gesund und von Spätschäden verschont bleiben möchte, dann muß er sich nicht nur an ein gesundes Trainingsprogramm halten, sondern auch die kleinen Verletzungen richtig versorgen, denn diese Mikroverletzungen sind es, die die Basis für die Spätschäden bilden können.

Welche Verletzungen sollten homöopathisch versorgt werden?

- Alle Gelenkverletzungen,
- jede Verletzung, die von stärkeren Schmerzen begleitet ist,
- jede Verletzung, die nicht bald ausheilt, besonders in Gelenken und Knochen, oder die über längere Zeit schmerzhaft ist,
- jedes infektiöse Anzeichen in oder an der Haut (rote Streifen, geschwollene Lymphknoten, Eiter, erhöhte Temperatur).

Wenn Sie nicht genau wissen, ob eine Verletzung behandelt werden muß oder nicht, und ob Sie sich schonen oder noch mehr fordern müssen, dann vertrauen Sie eher Ihrem Instinkt als der Meinung anderer.

Homöopathie ersetzt den Eisbeutel
Folgende Maßnahmen werden gewöhnlich bei Sportverletzungen eingesetzt:
- Ruhe;
- Eisbeutel (reduziert Blutung);
- Druck (Druck auf die Verletzung reduziert die Schwellung, verhindert den Bluterguß);
- Erhöhung (verletztes Glied höher als das Herz lagern).

Auf keine der begleitenden Maßnahmen sollten Sie bei einer homöopathischen Behandlung verzichten, außer auf den Eisbeutel (siehe auch "Wundversorgung" und "Blutstillung".).

Die Heilung der Wunde kommt nicht zustande, solange die Verletzung gekühlt wird. Je länger die Wunde kaltgehalten wird - bei großen Verletzungen können das bis zu 24 Stunden sein - um so langsamer setzt der Heilungsprozeß ein. Die Eispackungen fallen bei einer homöopathischen Behandlung ganz weg, weil erstens die blutstillenden und zweitens die die Schwellung reduzierenden Mittel der Homöopathie wirkungsvoller sind. Dadurch kann der Heilungsprozeß sofort einsetzen.

Muskelkater

Jeder untrainierte Sportler wird ein schmerzhaftes Wundheitsgefühl in den Muskeln schon einmal erlebt haben, aber auch der Trainierte bekommt einen Muskelkater, wenn er sich überanstrengt hat oder ein neues Trainingsprogramm anfängt. Durch hartes Training werden die Muskeln angegriffen oder sogar verletzt. Dabei treten mehr oder weniger starke Schmerzen auf. Zusätzlich kann es zu leichten Entzündungen der Muskelfasern kommen, wodurch sich die Schmerzen noch verstärken.

Wenn die Muskeln während des Trainings nicht mit genügend Sauerstoff versorgt werden, bildet sich Milchsäure, die die typischen Muskelkaterschmerzen verursacht.

Prophylaktische homöopathische Maßnahmen
Die Wahl des richtigen Mittels hängt davon ab, inwieweit die Schmerzen lokal begrenzt *(Arnica)* oder diffuser Art *(Bellis perennis)* sind.

● Dosierung:
ARNICA C 200 oder *BELLIS PERENNIS C 200*,
  1 Gabe, 1x wöchentlich.

Atemübung
Der trainierte Sportler kann die überschüssige Milchsäure schnell abbauen, indem die Muskeln durch langsames Ausklingenlassen des Trainings mit genügend Sauerstoff versorgt werden.

Der Untrainierte braucht eine längere Auslaufzeit, da die Muskeln noch nicht gelernt haben, den Sauerstoff optimal zu nutzen. Hierfür empfehlen wir folgende Atemübung:
➥ Atmen Sie bewußt während und nach dem Training in die beanspruchte Muskulatur hinein. Und atmen Sie von dort auch wieder aus.
Ein Nebeneffekt dieser Übung liegt in der deutlichen Leistungssteigerung bei geringerem Energieaufwand.

Homöopathische Behandlung
Wenn die Schmerzen auf umgrenzte Gebiete lokalisiert sind (= Verletzung der Muskelfaser), ist Arnica sehr hilfreich.

● *Anwendung:* Nach dem Training wirkt eine Massage mit *Arnica-Öl* wie Balsam auf die Muskeln.
Sie können das Massageöl selbst herstellen, indem Sie 1 Teil *Arnika-Essenz* mit 20 Teilen Öl mischen. Oliven,- Erdnuß- oder Sonnenblumenöl eignen sich gut. Nach und nach können sie die Essenz durch potenziertes *ARNICA* – bis zur *D 3* – ersetzen Wenn die Schmerzen generalisiert, schlecht lokalisierbar und diffuser Art sind (=Entzund. der Muskelfaser), ist *Bellis perennis* das richtige Mittel.
● *Anwendung:* Gänseblümchenöl herstellen und wie *Arnica-Öl* verwenden.

Muskelkrampf

Muskelkrämpfe können z. B. durch Salz- und Mineralsalzmangel oder mangelhafte Blutversorgung entstehen. Wenn Anstrengung der auslösende Faktor ist, löst *Magnesium phosphoricum* sofort den Krampf.

● Dosierung: *MAGNESIUM PHOSPHORICUM C 200,* 1 Gabe.

Wenn der Krampf nicht direkt während der Anstrengung, sondern erst nachts im Schlaf auftritt, brauchen Sie *Calcium carbonicum.* Es wirkt aber nicht bei allen anderen nächtlichen Muskelkrämpfen, nur bei denen nach Anstrengung.

● Dosierung: *CALCIUM CARBONICUM C 200,* 1 Gabe während des Krampfes.

Hyperventilation als Ursache für Muskelkrämpfe:
Zu schnelles Atmen, zudem, wenn es nicht notwendig ist, hindert den Körper daran, Kalzium zu verwerten.

● Dosierung: *CALCIUM CARBONICUM D 6,* 1 Gabe während des Krampfes.

Homöopathischer Hinweis
Zur Behandlung der Disposition können Sie *CALCIUM CARBONICUM D 6,* 3x2 Tabletten täglich nehmen. Meist genügt schon eine einwöchige Behandlung. Wenn die Krämpfe nicht vollständig verschwunden sind oder bald nach Absetzen des Mittels wieder auftreten, wenden Sie sich an einen Homöopathen.

Muskelzerrung, Muskelriß

Eine Zerrung entsteht bei Überdehnung eines Muskels. Manchmal sind auch kleinere Muskelfasern gerissen. Dies kann leicht durch ungewohnte körperliche Belastung oder im Hochleistungssport auftreten. Es kommt zu plötzlichen starken Schmerzen mit Bewegungseinschränkung des Muskels. Bei einem Bluterguß schwillt der Muskel an. Ein totaler Muskelriß kann bei plötzlicher extremer Muskelanspannung (z.B. Fußballspielern) auftreten: Kälte und verminderte Durchblutung sind begünstigende Faktoren.

Allgemeine Maßnahmen
Bei Muskelzerrung: Ruhigstellung, Bandagierung.
Bei Muskelriß: Chirurgische Muskelnaht und Entlastungsgips.

Homöopathische Behandlung
Bei Muskelzerrung: *ARNICA C 200,* 3 x täglich 1 Gabe.
Äußerlich *CALENDULA-Essenz.*
Bei Muskelriß: *ARNICA C 200,* alle 2 Stunden 2-3 Gaben.
Anschließend *CALENDULA C 200,* 3 x täglich 1 Gabe.

Sehnenverletzungen

Sehnenriß
Sehnen, die stark beansprucht werden, wie die Achillessehne, sind am häufigsten

betroffen. Ein Sehnenriß läßt sich leicht feststellen: das von der Sehne versorgte Glied kann nicht mehr gebeugt oder gestreckt werden.

Homöopathische Behandlung
● *Äußerlich:* Kompressen mit verdünnter *Calendula-Essenz.*
● *Innerlich: RHUS TOXICODENDRON C 200,* alle 2 Stunden.

Nachbehandlung
Wenn diese Mittel nicht innerhalb 12 Stunden gegeben werden, helfen sie nicht mehr optimal oder bei stärkeren Verletzungen gar nicht mehr. In so einem Fall brauchen Sie *Anacardium.*

● Dosierung: *ANACARDIUM C 200,* 3 x täglich, 5 Tropfen.
Anacardium und *Rhus toxicodendron* vermögen oft einen chirurgischen Eingriff zu ersetzen.

Sehnenscheidenentzündung (Tendovaginitis)

Durch ungewohnte oder monotone Tätigkeiten kann es zu einer Entzündung der die Sehnen umgebenden Sehnenscheiden - insbesondere der Hand oder des Handgelenks – kommen. Nicht nur Sportler sind davon betroffen, sondern z.B. auch Menschen, die viel stricken, Schreibmaschine schreiben, Klavier spielen oder Schrauben drehen.

Allgemeine Maßnahmen
Ruhigstellung der Hand- und Daumengelenke.

Homöoaphtische Behandlung
Hier finden wir die typischen *Rhus toxicodendron*-Schmerzen mit Steifheit. Die erste Bewegung löst die heftigsten Schmerzen aus, durch fortgesetzte Bewegung geht die Steifheit weg und die Schmerzen nehmen ab.
● Dosierung: *RHUS TOXICODENDRON C 200,* 3 x täglich.

Tennisellenbogen (Epikondylitis)

Diese entzündliche Sehnenverletzung mit Knochenhautreizung ist unter Tennisspielern sehr gefürchtet. Sie kann aber auch bei anderen Sportarten, z. B. beim Langlauf, auftreten.
Homöopathische Behandlung
Wenn das Ellenbogengelenk sehr wund und steif ist, der Mensch sich matt fühlt, sich hinlegen möchte, aber morgens zu früh erwacht, dann ist *Bellis perennis* das Heilmittel.

Wenn ein krampfhaftes Drücken und Reißen vorhanden ist. Die Schmerzen fühlen sich an, als ob der Knochen geprellt wäre. Der Mensch möchte sich bewegen, aber die Bewegung tut ihm nicht gut. In diesem Fall heilt *Ruta.*

Wenn der Ellenbogen steif ist und die erste Bewegung nach längerer Ruhestellung sehr schmerzhaft ist, aber die schmerzhafte Steifheit nach dem längeren Bewegen besser wird. Wenn ein Reißen und Ziehen im Ellenbogen mit großer Spannung vorhanden ist, Wärme wohltut und sich die Verspannung nachts verschlimmert, wobei der Verletzte sehr unruhig wird, ist *Rhus toxicodendron* das richtige Mittel.

Wenn stechende Schmerzen auftreten und jede Bewegung sehr schmerzhaft ist, dann kommt *Bryonia* in Frage.

Wenn eine schmerzhafte Spannung besteht und ein Schweregefühl im Arm mit Schwäche und Zittern verbunden ist, wird *Anacardium* gegeben.

● Dosierung (der oben angegebenen Mittel): Das angezeigte Mittel in der *C 200*, 1 Gabe 3-4x täglich.

Verstauchung (Distorsion)

Hierbei handelt es sich um eine Zerrung der Gelenkkapselbänder durch Überdehnen des Gelenks. Der Schweregrad der Verletzung reicht von der leichten Verstauchung bis zum Gelenkkapselbänderriß. Nach der Stärke der Verletzung richtet sich die Intensität der Schmerzen, das Ausmaß der Schwellung und der Bewegungseinschränkung.

Sehr starke Schmerzen können ein HInweis auf einen Knochenbruch sein. *Allgemeine Maßnahmen und homöopathische Behandlung:* siehe unter »Verrenkung«.

Verrenkung (Luxation)

Eine Verrenkung ist oft schwer von einer Verstauchung zu unterscheiden. Zwei durch ein Gelenk verbundene Knochenenden werden gegeneinander verschoben, wobei es zu einer Überdehnung oder sogar Zerreißung der Gelenkkapsel und ihren Bändern kommt.
Allgemeine Maßnahmen: Elastischen Verband anlegen und ruhigstellen.

Homöopathische Behandlung
Als erstes 1 Gabe *ARNICA C 200* geben.
Nach einer Stunde mit *Rhus toxicodendron* die Gelenkentzündung behandeln.
● Dosierung: *RHUS TOXICODENDRON C 200*, anfangs alle 2 Stunden 1 Gabe.
Wenn die Schwellung nicht im Vordergrund steht und der Verletzte sich hinlegen möchte, aber der Zustand sich dadurch verschlimmert und Bewegung ihm auch nicht guttut, kommt *Ruta* in Frage.
● Dosierung: *RUTA C 200*, 3 x täglich 1 Gabe.

Marschfraktur (Ermüdungsbruch)

Hierbei handelt es sich um eine pathologische Lockerung der Knochenstruktur, wobei es durch stärkere Belastung (es muß nicht immer marschieren sein) zu Rissen im Knochen kommen kann. Dieser Art von Knochenbrüchen liegt eine konstitutionelle Disposition zugrunde, die nach der normalen Versorgung des Bruches behandelt werden muß.

Wie können Sie eine Marschfraktur erkennen?
Wenn Sie den Knochen von oben und von unten an den Rißenden drücken, ist dies sehr schmerzhaft. Durch Bewegung werden die Schmerzen immer schlimmer, bis jede Bewegung eine Tortur wird. Der Riß im Knochen kann so haarfein sein, daß er auf dem Röntgenbild nicht in Erscheinung tritt.

Homöopathische Maßnahmen
Ruhe ist unbedingt notwendig. Mit Hilfe von *Symphytum* heilt diese Belastungsfraktur sehr schnell.
● Dosierung: *SYMPHYTUM D 3*, 3x5 Tropfen auf 1 Eßlöffel Wasser, täglich.
   Zusätzlich kann es äußerlich angewendet werden.

Knochenhautverletzungen

Ein Schlag, Sturz oder ein ungünstiger Tritt auf einen Stein können zu äußerst schmerzhaften Knochenhautverletzungen führen, wobei es zu einer Blutung unter der Knochenhaut kommt.
Ruta graveolens nimmt schnell die Schmerzen und trägt zu einer raschen Heilung wesentlich mit bei.
● Dosierung: *RUTA C 200*, 2-3x täglich

Fremdkörper

Fremdkörper können toxisch (ätzend, giftig) oder neutral (ungiftig) sein. Beim Entfernen des Fremdkörpers sind drei Regeln zu beachten:

1. Der Fremdkörper darf nicht noch stärker in das Gewebe hineingedrückt werden.
2. Es dürfen keine weiteren Verletzungen verursacht werden.
3. Wenn Panik entsteht, oder die Entfernung des Fremdkörpers vor Angst unmöglich ist, *Aconit* geben.

Auge

Wichtig ist, daß das Auge nicht gerieben wird, sonst kann es zu kleinen Riß- oder Schnittwunden an der Hornhaut kommen. Um den Fremdkörper zu entfernen, reißen Sie das Auge weit auf, auch wenn es schmerzhaft ist. Ziehen sie mit den

Fingern Ober- und Unterlid so weit wie möglich ab, versuchen Sie dabei zu blinzeln. Dadurch wird vermehrt Tränenflüssigkeit produziert, und der Fremdkörper kann zum inneren Lidwinkel geschwemmt werden. Jetzt kann man ihn gut mit einem Taschentuchzipfel herauswischen. Diese Methode ist einfach, wirkungsvoll und selbst bei Kindern leicht durchzuführen. Reicht es nicht aus, so muß man versuchen, den Fremdkörper so gut wie möglich mit reichlich Flüssigkeit, z.B. Wasser, verdünnter Essiglösung oder Milch (in einer Augenwanne) auszuspülen.

Essig (1:4 verdünnt) ist besonders geeignet bei *alkalischen Giften* wie Kalk, Mörtel o.ä.

Das Herausspülen sollte - mit Unterbrechungen zum Blinzeln - eine gute Viertelstunde durchgeführt werden. Bei Giften das Auge niemals mit Gewalt aufreißen! Es ist wichtig, das Auge so schnell wie möglich auszuspülen. Nehmen Sie lieber erst einmal *Wasser*, möglichst lauwarm, bevor unnötige Zeit mit der Suche nach Essig verlorengeht.

Milch wird zum Spülen verwandt, wenn das Auge mit *Säuren* in Berührung gekommen ist.

Weitere Maßnahmen siehe unter »Augenverletzungen«.

Nachbehandlung:
Calendula-Kompressen auf das Auge legen.

Nase

Fremdkörper in der Nase sind meist leicht zu entfernen. Entweder durch Hinausschneuzen, indem Sie das unverstopfte Nasenloch mit dem Finger zudrücken oder durch das Provozieren eines Niesreizes mit sehr fein gemahlenem Pfeffer. Bei Kindern wird der Fremdkörper manchmal sehr tief in die Nase gedrängt. Das homöopathische Mittel, das chirurgische Maßnahmen zur Fremdkörperbeseitigung überflüssig machen kann, heißt *Silicea*.
● Dosierung: *SILICEA C 200*, 2 x täglich.

Beispiel: Ein Kind hatte sich eine Erbse in die Nase gestopft. Nachdem die Erbse nach einigen Tagen noch nicht herausgekommen war, suchten die Eltern bei uns Rat. Schon nach einer Gabe Silicea kamen am nächsten Morgen Erbsenteilchen mit etwas Eiter heraus.

Ohr

Lebende Insekten können mit einer Taschenlampe herausgelockt werden. Tote Insekten werden durch leicht angewärmtes Öl aus dem Ohr gespült.
Bitte beachten Sie hier die drei anfangs erwähnten Grundregeln. (Siehe auch unter »Ohrverletzungen«).

Luftröhre

Halten Sie das Opfer, wenn es sich um ein Kind handelt, an den Beinen mit dem Kopf nach unten und geben Sie ihm einen gut gezielten, federnden Schlag zwischen die Schulterblätter in Höhe der inneren Schulterblattwinkel. Ein einmaliger Schlag sollte ausreichen, wenn er richtig durchgeführt wurde, sonst wiederholen. Einen Erwachsenen legen Sie mit erhöhtem Unterkörper auf einen Tisch, so daß Oberkörper und Kopf nach unten hängen. Nun führen Sie den oben beschriebenen Schlag zwischen die Schulterblätter aus, wiederholen Sie ihn nötigenfalls.

Magen und Darm

Kleine Kinder stecken in der oralen Phase, die ungefähr bis zum 18. Lebensmonat dauert, gerne alles, was sie greifen können, in den Mund. Das ist völlig normal und sehr wichtig für die Entwicklung des Kindes. Normalerweise schlucken Kinder kleine Steine, Münzen, Murmeln etc. nicht hinunter. Wenn Sie aber das Gefühl vermittelt bekommen, daß sie etwas Verbotenes tun, dann neigen Sie dazu, den Gegenstand nicht wieder hergeben zu wollen und können ihn dabei leicht verschlucken.

Meist verläßt der Fremdkörper nach einigen Tagen über den Darm den Körper, auch wenn sein Umfang größer ist als das Volumen des Darmes.

Unterstüzende Maßnahmen
- Getreideschleimsuppen o.ä. sowie viel Butter und Öl essen,
- erhitzende, reizende, säurehaltige Speisen meiden,
- leichtes Massieren des Darmes im Uhrzeigersinn um den Bauchnabel (außer bei verschluckten Nadeln),
- wenn etwas im After festsitzt, Leinölklistiere anwenden,
- bei spitzen Gegenständen: Sauerkraut essen und Silicea geben.

Homöopathische Behandlung
SILICEA D 6 oder *D 12*, 3x2 Tabletten täglich.
Treten einige Zeit, nachdem etwas verschluckt wurde, heftige Schmerzen auf:
IPECACUANHA C 200, so oft wiederholen, bis sie vorbei sind.
Bei gefährlichen Zuständen mit heftiger Kolik und Verstopfung: *OPIUM C 200*,
2-3 Gaben (bis zur Einweisung ins Krankenhaus).

Verbrennungen

Brandwunden werden je nach der Tiefe des zerstörten Gewebes in drei, manchmal auch in vier Schweregrade eingeteilt.

1. Grad: Hautrötung, verursacht durch die Schwellung kleiner Gefäße.
2. Grad: Brandblasen, Absonderung von Gewebeflüssigkeit aus den
   geschwollenen Gefäßen.
3. Grad: Verkohlung der gesamten Hautschicht.
4. Grad: Verkohlung des Unterhautgewebes, der Muskeln und Knochen.

Alle Verbrennungen sind sehr schmerzhaft. Großflächige Verbrennungen 2.-4. Grades können Krämpfe, Bewußtseinstörungen, Delirien, Durchfall, Schlafsucht oder Kollaps mit sich bringen und direkt lebensgefährlich werden.
Brandwunden haben die Eigenschaft zu schrumpfen und können im Gesicht zu Entstellungen oder in der Nähe von Gelenken zu Bewegungseinschränkungen führen.

Schmerzlindernde Medikamente blockieren die Heilung
Am Beispiel der Behandlung von Verbrennungen können wir uns die unterschiedlichen Denkweisen der Schulmedizin und der Homöopathie noch einmal vergegenwärtigen.

Samuel Hahnemann schreibt im Jahre 1833 in der 5. Auflage seines grundlegenden Werkes, dem »Organon der Heilkunst«, von den Praktiken der uralten medizinischen Schule. Gegensätzliches wird mit Gegensätzlichem behandelt, so lautet ihr Motto, um schnell lindernde Hilfe zu bringen. „Stark verbrannte Theile fühlen auf Behandlung mit kaltem Wasser zwar augenblicklich Erleichterung, aber der Brennschmerz vermehrt sich hinterdrein unglaublich; die Entzündung greift um sich und steigt zu einem desto höherem Grade."

An der Behandlung von Verbrennungen mit kaltem Wasser hat sich bis heute nichts geändert, obwohl diese Maßnahme die Heilung erwiesenermaßen hemmt und die Schmerzen schlimmer werden, sobald man der Wunde die betäubende Wirkung des kalten Wassers entzieht. Solange die Nerven betäubt sind, kann der Selbstheilungsmechanismus des Körpers nicht beginnen und Entzündungen können leichter auftreten. Diese werden in der Regel mit Penicillin behandelt. In den meisten Krankenhäusern läßt man noch heute 20 Minuten lang kaltes Wasser über die Brandwunde laufen oder sie in eiskaltes Wasser halten. Diese Prozedur kann sich bei schweren Verbrennungen über Stunden erstrecken.

In der Allopathie gibt es außer chrirurgischen Eingriffen (Hauttransplantationen) eigentlich keine echten, heilenden Maßnahmen bei schweren Verbrennungen. Harald Aaron und Marvin Lipman schreiben in ihrem Buch "The Medicine Show", einer Publikation der Consumers Union, daß führende Autoritäten auf dem Gebiet der Ersten Hilfe dringend davon abraten, handelsübliche Verbrennungssalben oder andere Präparate zu benutzen. Die meisten dieser Medikamente enthalten eine oder mehrere der folgenden Substanzen: Schmerzmittel, Antiseptika, Antihistaminika, Vitamine oder Chlorophyll. Diese Mittel lindern weder die Schmerzen noch beugen sie Infektionen vor oder helfen bei der Heilung.

Im Gegenteil: Viele dieser Mittel sind für die allergischen Reaktionen, die sie hervorrufen können, bekannt.

Das Heilprinzip
Was kann die Homöopathie bei dieser scheinbar aussichtslosen Lage bieten? Lassen Sie uns zuerst einen Abstecher zum Thema »Erfrierungen« machen, denn hier ist der homöopathische Gedanke schon lange in der Volksheilkunst bekannt gewesen. Gemäß dem Ähnlichkeitsgesetz werden die eiskalten Glieder unter kaltes Wasser gehalten und so wieder zur langsamen Erwärmung gebracht.

Weniger oder gar nicht bekannt ist, daß nach dem gleichen Prinzip bei Verbrennungen verfahren werden muß. Entsprechend dem Grundsatz »Ähnliches wird durch Ähnliches geheilt«, hält man die Brandwunde noch einmal kurz in die Nähe der Hitzequelle (Flammen, Herdplatte), bis der Schmerz durch die erneute Hitzeeinwirkung den der Verbrennung überdeckt. Dieser kurze Reiz reicht aus, um die Selbstheilungskräfte des Organismus anzuregen. Falsch verstandene Homöopathie wäre es allerdings, wenn Sie jetzt die Wunde statt unter kaltes unter warmes Wasser halten würden.

Verbrennungen 1. und 2. Grades

Bis vor 15 Jahren habe ich die homöopathischen Mittel, die bei Verbrennungen empfohlen werden, benutzt. Dann entdeckte ich die Empfehlung des Heilers Mister A. (Pseudonym) in dem Buch »Born to Heal« von Ruth Montgomery, *Essig* bei Verbrennungen zu benutzen. Diese Empfehlung probierte ich mehrfach in der Praxis. Danach habe ich die gängigen homöopathischen Verbrennungsmittel kaum mehr benötigt. Die Wirkung von unverdünntem Essig (aber keine Essigessenz) ist überraschend schnell und zudem hat Essig den großen Vorteil, in jedem Haushalt vorrätig zu sein.

Die Schmerzen nehmen rasch ab und der Verbrannte entkrampft sich. Wenn Essig unmittelbar nach der Verbrennung auf die Haut gegeben wird, bilden sich selbst bei Verbrennungen 2. Grades keine Narben. Bei den unterschiedlichen Essigsorten habe ich in der Wirksamkeit keinen Unterschied feststellen können. Bei *Tieren* wird gewöhnlich *Alkohol* empfohlen, aber meiner Erfahrung nach hilft auch hier *Essig* besser.

Anwendung
Geben Sie *Essig* oder in Essig getränkte Tücher auf die Verbrennung. Sobald sich die Schmerzen wieder melden, eine neue Kompresse auflegen. Blasen sind ein Schutz und sollten wegen der Infektionsgefahr nicht aufgestochen werden. Verbrannte Kleidung saugt sich mit Essig voll und läßt sich dann relativ leicht abziehen, andernfalls vom Arzt entfernen lassen.

Verbrennungen im Mund

Spülen Sie den Mund mit *Essig* aus, wenn Sie sich die Zunge durch zu heiße Getränke oder Speisen verbrannt haben. Sie werden überrascht sein, wie schnell sich die Geschmacksnerven wieder regenerieren, in Fällen, in denen Sie sonst stundenlang kein Essen mehr hätten richtig genießen können.

Verbrennungen 3. Grades

Diese Behandlung habe ich bei meiner Mutter kennengelernt, die sie aus der in Vergessenheit geratenen alten indischen Yunani-Heilkunst* kannte.

Bei diesen starken Verbrennungen, die mit großen Schmerzen für den gesamten Organismus verbunden sind, hilft verkohlte Baumwolle. So erstaunlich das klingen mag, so ist doch die Beziehung der Baumwolle zur Haut deutlich zu sehen. Baumwollkleidung umhüllt den Körper wie eine zweite Haut. Sie ist neutral, wird von jedem vertragen und ist der Haut von allen Stoffmaterialien am ähnlichsten. Auch in dem Verkohlen der Baumwolle wird das homöopathische Prinzip erfüllt.

Die Baumwollhaut-Implantations-Methode
In der Regel wird Baumwollwatte genommen, aber natürlich können Sie im Notfall jeden weißen Baumwollstoff nehmen.

Verbrennen Sie eine gute Menge, bis nur noch Asche übrigbleibt. Vermischen Sie die Asche mit so viel Speiseöl, bis eine dicke Paste entsteht. Am besten eignet sich Olivenöl. Bestreichen Sie die Wunde mit dieser Paste. Das Verblüffende ist, daß die Schmerzen augenblicklich verschwinden und der Verbrannte aus dem Schockzustand herausgebracht wird. Die Körperfunktionen regulieren sich baldigst.

Weitere Maßnahmen erübrigen sich meistens. Über der Wunde bildet sich eine harte, schwarze Kruste, die sie vollständig schützt. Innerhalb einer Woche fängt sie an abzubröckeln und darunter sieht man die neue, gesunde, leicht gerötete Haut. Diese Rötung verblaßt im Laufe der Zeit. Narben bleiben nicht zurück. Wir haben selber einige Male erlebt, wie sich scheinbar unvermeidliche Hauttransplantationen durch diese Methode erübrigten.

Verbrühungen

Essig hilft nur bei sehr leichten Verbrühungen, sonst muß immer die *»Baumwollhaut-Implantations-Methode«* angewendet werden. Sobald die Baumwollölpaste die verbrühte Stelle wie eine zweite Haut bedeckt, verschwinden die Schmerzen.

Den gefürchteten Schrumpfnarben bei Verbrühungen wird durch diese Methode vorgebeugt:

Schlechte Wundheilung (mit Eiterung, etc.) nach Verbrennungen:
CAUSTICUM C 200
● Dosierung: *CAUSTICUM C 200*,2 x täglich; 2-3 Tage lang.

---

* Yunani: Die alte indianische Heilkunst gelangte über Griechenland nach Arabien. Auf dieser 1000jährigen Reise kamen viele neue Einflüsse des jeweiligen Landes hinzu. Araber brachten sie verändert und bereichert anch Indien zurück. Vom 6.Jahrhundert n.Chr. bis heute entwickelte sie sich stetig weiter.

Elektrischer Schlag und Blitzschlag

Vorbeugung
Im Bad passieren die meisten Elektrounfälle, lassen Sie niemals elektrische Geräte mit Wasser oder Feuchtigkeit als Leiter in Verbindung kommen. Ein elektrischer Schlag kann zum Tode führen. Achten Sie bei der Ersten-Hilfe-Leistung darauf, daß Sie nicht selber einen elektrischen Schlag bekommen.

Allgemeine Maßnahmen
Unterbrechen Sie als erstes den Kontakt des Opfers mit der Stromquelle, indem Sie den Strom abschalten oder den Stecker aus der Steckdose ziehen. Sollte dies nicht möglich sein, entfernen Sie den Verletzten mit einem trockenen, nicht metallischen Gegenstand (Holzstock, Seil) aus dem Stromkreis. Danach kontrollieren Sie Atmung und Puls, gegebenenfalls künstliche Atemspende und Herzmassage vornehmen.

Rufen Sie den Notarzt! In der Zwischenzeit geben Sie das homöopathische Mittel und versorgen Sie die Brandwunden.

Homöopathische Behandlung
Hier können Zustände von Scheintod auftreten. Das Opfer liegt starr, zusammengekrampft und bewußtlos da. Nach dem Ähnlichkeitsprinzip wird Nux vomica eingesetzt, denn bei Vergiftungen mit der strychninhaltigen Brechnuß können ähnliche Zustände auftreten. Nux vomica wird die daniederliegenden Reaktionen des Organismus wieder anregen.
● Dosierung: *NUX VOMICA C 200*, alle 15 Minuten Lippen und Mund benetzen.

Wenn das Gesicht blau anläuft, ist der Verletzte in einen Lachesis-Zustand geraten. Geben Sie LACHESIS C 200.

Erfrierungen

Die Körperoberfläche des Erfrorenen ist bleich und kalt. Einen bläulichen Schimmer finden wir nur bei Nase und Mund, Händen und Füßen. Obwohl der Erfrorene noch lebt, ist kein Atem zu spüren, noch ist der Puls zu fühlen. Der Körper ist steif und gefühllos. Die äußeren, sichtbaren Körperteile sind zu vergleichen mit Fleisch aus der Tiefkühltruhe. Ein unvorsichtiges Berühren kann zum Abrechen eines Teils führen (Ohren).

Allgemeine homöopathische Maßnahmen
Bei den Wiederbelebungsversuchen ist größte Vorsicht geboten. Schon die geringste voreilige Handlung kann zum Tode führen. Der Erfrorene darf niemals un-

mittelbar in einen warmen Raum gebracht werden, geschweige denn in die Nähe eines warmen Ofens. Der sichere Tod würde ihn ereilen.

Vorsichtig bringe man den Verunglückten in einen geschlossenen kühlen Raum, schneide die Kleider auf, um die Körperglieder vor dem Abbrechen zu schützen. Man gießt *Kampferlösung* über den erfrorenen Körper (10 Tropfen auf 1 Glas Wasser). Wenn Schnee vorhanden ist, bedeckt man den ganzen Köper damit und reibt gründlich, aber sehr behutsam Brust, Bauch, Oberschenkel und Oberarme ab. Erst langsam, wenn der Körper biegsamer wird, geht man zu den Händen und Füßen über. Hier ist besondere Vorsicht geboten. Hat man keinen Schnee zur Verfügung, so kann man ein eiskaltes Wasserbad oder nasse, kalte Tücher nehmen. Wenn die Körperglieder beginnen, beweglicher zu werden, fängt man mit künstlicher Beatmung an.

Wer mit bloßen Händen reibt, sollte seine Hände immer wieder mit verdünntem *Kampfer* benetzen (5 Tropfen auf 1 Glas Wasser); dies schützt vor Kälte.
Wenn die Glieder weich und biegsam werden, weiter kräftig reiben, bis die Haut rot wird. Jetzt wird der Erfrorene auf ein trockenes Bett gelegt und mit einem Flanelltuch abgerieben.

Wenn dies alles nicht schnell genug hilft, dann muß dringend Kampfer (intravenös) von einem Arzt gespritzt werden (1 Tropfen auf 1/2 Glas Wasser).
Sobald der Verunglückte schlucken kann, löffelweise lauwarmen *Kaffee* ohne Milch geben.

Nach der Belebung soll der Betreffende noch lange im kühlen Raum bleiben, selbstverständlich gut zugedeckt. Äußere Wärme in einem zu frühen Stadium kann erhebliche und ernsthafte Folgen zeitigen, besonders Knochenerkrankungen. Nach und nach kann er an Wärme gewöhnt werden, entsteht dabei aber das geringste unangenehme und unbehagliche Gefühl, muß sofort der kühlere Raum aufgesucht werden.

Die Nahrung sollte in den ersten Tagen ausschließlich flüssig sein. Warme, aber nicht heiße Suppen, Getränke, Kaffee und Milch. Langsam kann auch Brot, Käse und andere feste Nahrung gegeben werden. Im Grunde genommen wird der Körper, wenn es so weit ist, von alleine das Notwendige verlangen.
Wenn nach der Belebung heftige Schmerzen, sogenannte *Belebungsschmerzen* auftreten sollten, ist *Carbo vegetabilis* das Mittel.
● Dosierung: *CARBO VEGETABILIS C 200* alle vier Stunden 1 Gabe.

Sind die Schmerzen stark brennender Natur oder wenn Carb-v. nicht hilft, dann gibt man *Arsenicum album*.
● Dosierung: *ARSENICUM ALBUM C 200* alle 4 Stunden 1 Gabe.

Wenn der Behandler selbst starke Schmerzen durch den kalten Schnee bekommt, so soll er auch *Arsen* nehmen.

Vergiftungen

Die Menge an Giftstoffen hat in den letzten Jahren in großem Maße zugenommen. An jeder Ecke lauert etwas Giftiges, besonders in Küche und Bad. Die Vielfalt ist so groß, daß wir uns dies gar nicht bewußt machen wollen. In gleichem Maße, wie die Gifte zunehmen, nimmt auch die Zahl der Vergiftungen zu.

Was ist eine Vergiftung?
Wenn der Kontakt mit Gift zu Störungen, Schäden oder Tod geführt hat, sprechen wir von einer Vergiftung.
Wie viele Menschen tagtäglich den verschiedensten Giften ausgesetzt sind, kann man sich vielleicht anhand der Zahl der Vergiftungen in Deutschland vorstellen: Es sind mindestens eine Million pro Jahr. Davon passieren sieben von zehn bei Kindern unter fünf Jahren. Aufgrund dieser alarmierenden Zahlen sind die Giftzentralen zu einer wichtigen Institution geworden (siehe Seite 72).
Diese Zentralen sind dafür ausgestattet, alle Arten von Vergiftungen zu behandeln. Sie führen eine detaillierte Liste der wachsenden Zahlen neuer und potentiell gefährlicher Stoffe.

Verhinderung von Vergiftungen
Der effektivste Schutz vor Vergiftungen ist das "Sich-Bewußtmachen" aller Giftstoffe im Haus, ums Haus herum und am Arbeitsplatz. D.h. durch jedes Zimmer zu gehen und sich bei jedem potentiell schädlichen Stoff Gedanken zu machen, wie er am besten aufzubewahren ist. Lesen Sie genau die Gebrauchsanleitung und merken Sie sich, um was für eine Art von Gift es sich handelt.
Sie werden feststellen, daß vieles unnütz herumliegt und auf einiges können Sie sicher verzichten.

Wie dringt das Gift in den Organismus ein?

– Über den Mund:
  Dies kommt am häufigsten vor, nicht nur bei Kleinkindern, die sowieso alles probieren wollen, sondern auch bei Erwachsenen.
– Durch Einatmen:
  Sehr oft werden giftige Gase oder Ausdünstungen eingeatmet, wie z. B. Verdünner, Reinigungsmittel, Gase und Abgase, Insektensprays.
– Über die Haut:
  Manche Substanzen können direkt über die Haut aufgenommen werden oder produzieren eine starke lokale Reizung, wodurch das Gift noch mehr und noch rascher eindringt. Im Haushalt sind das: Pflanzenschutzmittel, Insektensprays und Reinigungsmittel.
– Durch Injektionen.
– Durch Insektenstiche und giftige Tiere.

Die unterschiedlichen Giftsorten
Man kann sie in fünf große Kategorien einteilen:
- Ätzende (Säuren und Laugen),
- Betäubende (Schlaftabletten, Barbiturate, Alkohol),
- Stimmulierende (Chlordane und Strychnin),
- Erstickende (Cyankali, Kohlenmonoxid),
- Lähmende (Schierling = Conium).

Allgemeine Maßnahmen bei Vergiftung
Handeln sie schnell und besonnen, aber überstürzen Sie nichts. Viele stürmisch einsetzende, akute Krankheiten können Vergiftungen vortäuschen (Gehirnhautentzündung, Magen-Darm-Entzündung, eingeklemmter Bruch, Cholera). Ist eine Vergiftung wahrscheinlich, so setzen sie sich sofort mit dem Notarzt oder der Giftzentrale in Verbindung.

Wenn vergiftete bzw. verdorbene Lebensmittel die Ursache sind, informieren Sie das Gesundheitsamt. Erkundigen Sie sich, wo sie das Erbrochene untersuchen lassen können und schicken sie einen Teil dorthin.
Heben Sie auch einen Rest für etwaige spätere gerichtliche Untersuchungen auf. Wenn das Gift bekannt und das spezifische Gegengift vorhanden ist, dann sollte dies als erstes gegeben werden.

Oft kann man nicht mehr feststellen, um welchen Giftstoff es sich handelt. Statt hier Zeit zu verlieren, sollte man versuchen, so schnell wie möglich das Gift zu neutralisieren. Die Notfallversorgung in den ersten Momenten kann entscheidend sein beim Kampf um das Leben.

Wann darf kein Erbrechen hervorgerufen werden?
- Bei ätzenden Substanzen:
  Es besteht die Gefahr von Magen- und Speiseröhrenperforation.
- Bei schäumenden Substanzen:
  Hier besteht die Gefahr von Erstickung durch den Schaum.
- Bei erdölhaltigen Substanzen:
  Es besteht die Gefahr von schwerer Lungenentzündung durch die Dämpfe.
- Bei Bewußtlosen:
  Hier besteht Erstickungsgefahr.
- Bei Krämpfen:
  Es besteht die Gefahr der Erstickung, sowie die, daß sich die Krämpfe verstärken können.

Grundsätzliche Notfallversorgung bei Vergiftungen
Bei allen Vergiftungen außer ätzenden, schäumenden, erdölhaltigen Substanzen besteht die Notfallversorgung aus drei Grundschritten:

1. **Rasche Entfernung des Giftstoffes,**
2. **Neutralisierung des Giftes,**
3. **Verabreichen des Gegengiftes.**

1. Die rasche Entfernung des Giftstoffes.

Dies wird durch ein Brechmittel bewirkt wie z.b.

- Salzwasserlösung (2 Teelöffel Salz auf ein Glas warmes Wasser),
- Senf mit Wasser (2 Eßlöffel auf ein Glas warmes Wasser),
- Backpulverlösung (1 Eßlöffel auf ein Glas warmes Wasser),
- Kernseifenlösung (keine Flüssigseifen oder sehr schäumende Seifen nehmen)
- ein Stück Seife so weit in warmem Wasser auflösen, bis das Wasser eben seifig wird,
- Bei Kleinkindern ist es ratsam, Ipecacuanha-Sirup zu geben (2 Teelöffel auf ein Glas warmes Wasser).

Unterstützen Sie den Brechvorgang, indem Sie mit den Fingern im Hals den Würgereflex auslösen. Ein leichter Druck auf den Oberbauch fördert diesen Vorgang.

2. Neutralisieren des Giftes

Sobald der Magen leer wird, geben Sie das "universale Antidot"*, das aus drei Substanzen besteht:

Aktiviertes Holzkohlenpulver (Carbo medicinalis)	**– 2 Teile**
Magnesiumoxid	**– 1 Teil**
Gerbsäure	**– 1 Teil**

Trinken Sie hiervon 2 Eßlöffel in einem Glas Wasser und lassen Sie es 2 - 3 Minuten einwirken. Danach noch einmal das Brechmittel nehmen. Wenn Carbo medicinalis nicht zur Verfügung steht, können Sie sich selbst helfen, indem Sie Semmelbrösel in einer Pfanne so lange anrösten, bis sie verkohlt sind. Zermahlen sie diese und geben Sie das Pulver in ein Glas starken schwarzen Tee (2 Eßlöffel Teeblätter auf 1 1/2 Gläser Wasser; davon die Hälfte nehmen und mit genausoviel kaltem Wasser zwecks Abkühlung mischen).

Wenn das nicht möglich ist, geben sie nur Tee oder Milch gemischt mit dem Eiweiß von 2-3 Eiern oder nur Milch oder nur reines Wasser. Wenn der Magen durch das Neutralisierungsmittel schon zu voll wird, verzichten Sie auf das Brechmittel und rufen den Brechreiz hervor, indem Sie die Finger in den Hals stecken (Vorsicht: Verletzungsgefahr bei zu langen Fingernägeln).
Wiederholen Sie abwechselnd das Brechmittel und das *universale Antidot*, bis nur noch klares Wasser kommt.

---

* Unter »Antidot« versteht man ein Mittel, das dazu geeignet ist, spezifische Gifte zu binden bzw. zu neutralisieren.

Achten Sie auf Anzeichen für einen Schock (Kollapsgefahr)!
Das Opfer sollte so warm wie möglich gehalten werden. Beim Kollaps: Schock-maßnahmen einsetzen.

Auf die Atmung achten! Notfalls künstliche Beatmung. Bei manchen Giftstoffen müssen sie sich mit der Beatmung zurückhalten, sonst besteht beim Atemspen-den die Gefahr, selber vergiftet zu werden - z.B. bei Schädlingsbekämpfungsmit-teln. In diesem Fall ist ein Beatmungsgerät notwendig.

3. Gegengift verabreichen
Unter günstigen Bedingungen, wenn das Gift bekannt und das Gegengift vorhan-den ist, verabreichen Sie zuerst dieses.

Allgemeine homöopathische Maßnahmen
Fehlender Brechreiz bei Vergiftungen
Wenn das Opfer nicht brechen kann, sei es mit oder ohne Brechmittel, geben Sie *Nux vomica.*

● Dosierung: *NUX VOMICA C 200*,
        alle 10 Minuten, 5 Tropfen auf etwas Wasser.

Prophylaxe von Schock und Kollaps bei Vergiftungen:
Grundsätzlich verabreichen Sie bei allen Vergiftungen, bei denen nichts spezi-fisch anderes angegeben ist (oft ist das Gift unbekannt), *Arsenicum album.*
● Dosierung: *ARSENICUM ALBUM C 200*,
        alle 1/4 Stunde 5 Tropfen auf etwas Wasser.

Wenn ein **Schock** eingetreten ist, muß nach den jeweiligen Symptomen ein Mittel ausgesucht werden. Die Mittel sind nicht nur auf **Kollaps** nach Vergiftungen be-schränkt, sondern gelten für alle Kollapszustände. (siehe auch »Hitzschlag« S. 63).

ARSENICUM ALBUM
Das Opfer hat schon angefangen zu erbrechen und fühlt sich extrem entkräftet, ist aber trotzdem unruhig. Sein Gesicht ist eingefallen, aschgrau und drückt äußerste Angst und Qual aus. Dieser Zustand verlangt *Arsenicum album.*
● Dosierung: *ARSENICUM ALBUM C 200*, alle 1/4 Stunde.

ACONIT
Der Vergiftete ist mehr in einem geistigen Schock verhaftet. Er wirft sich hin und her, stöhnt gequält laut vor sich hin und ist von großer Todesangst gepackt. Hier wird *Aconitum napellus* das richtige Mittel sein.
● Dosierung: *ACONIT C 200*,
        alle 1/4 Stunde 1 Gabe. Meist reicht eine Verabreichung.

VERATRUM ALBUM
Ein Kollapszustand, bei dem das Opfer so kalt geworden ist, daß es blau wird.
Auch der Atem ist kalt. Heftiges Erbrechen setzt ein. Das Gesicht sieht eingefallen,
die Nase spitz aus. Kalter Schweiß bricht, besonders auf der Stirn, aus. Hier ist
Veratrum album das Mittel der Wahl.
- Dosierung: *VERATRUM ALBUM C 200*,
  alle 1/4 Stunde 5 Tropfen auf etwas Wasser.

CARBO VEGETABILIS
Das Opfer ist in einem schweren Kollapszustand. Es hat einen kalten Körper. Kalten Atem und ein blasses Gesicht. Dabei besteht großer Hunger nach frischer Luft
und es möchte Luft zugefächelt bekommen. Hier kommt *Carbo vegetabilis* in
Frage.
- Dosierung: *CARBO VEGETABILIS C 200*, alle 1/4 Stunde 1 Gabe.

CUPRUM METALLICUM
Wenn der Kollapszustand immer wieder von starken Krämpfen begleitet wird,
wobei das Gesicht ganz blau anläuft. In diesem Fall wird *Cuprum metallicum* gegeben.
- Dosierung: *CUPRUM METALLICUM C 200*,
  alle 1/4 Stunde 5 Tropfen auf etwas Wasser.

CANTHARIS
Manchmal treten heftige Harnsymptome auf. Es brennt stark in Nierengegend,
Blase und Harnröhre. Jeder Versuch, Wasser zu lassen, ist mit äußerst heftigen,
quälenden Schmerzen verbunden. Geben Sie in diesem Fall *Cantharis*.
- Dosierung: *CANTHARIS C 200*, alle 1/4 Stunde 5 Tropfen auf etwas Wasser.

Ätzende Gifte (Säure und Laugen)

Die erste Maßnahme bei ätzenden Giften ist das Neutralisieren. Deshalb ist es
wichtig, diese Art von Vergiftung zu erkennen. Als Anhaltspunkte sind Flecken
und bräunliche Verätzungen am Mund zu finden, sowie ein charakteristischer stechender Geruch. Die gewöhnlichen ätzenden Säuren und Laugen sind (siehe
S.42):

Allgemeine Maßnahmen
Das Ziel heißt: Neutralisierung. Auf keinen Fall Erbrechen hervorrufen! Wenn es
doch zum Erbrechen kommt, dann so weit wie möglich die Anstrengung beim
Würgen verringern, indem man beruhigend über Brust und Rücken streicht. Es
kann leicht zu einem Magendurchbruch kommen.

– Bei *Säuren* (außer Carbolsäure) kommen die folgenden Gegengifte bzw. neutralisierenden Substanzen in Frage:

das *universale Antidot*; Kalkwasserlösung (Fertigpräparat); Kalk oder Kreide in

Wasser; Backpulverlösung (1 EL Backpulver auf 1 Glas Wasser); Magnesiumcarbonat. Einige Gläser sollten davon getrunken werden, um das Gift gut zu neutralisieren.

– Bei *Laugen* kommen Essig, 1:1 mit Wasser verdünnt, oder Zitronen- bzw. Orangensaft in Frage. Geben Sie wiederum große Mengen zu trinken.

Nachdem die Säure oder Lauge neutralisiert ist, geben Sie eine der folgenden Flüssigkeiten zu trinken:
Rohe Eier mit Milch verschlagen, Milch, Speiseöl, dünne Getreideschleimsuppe oder einfach Mehl in Wasser gerührt. Diese Getränke neutralisieren weiter und bilden einen beruhigenden Schutzfilm.

Säuren:	*Laugen:*
Salzsäure, (Metallreinigungsmittel, Schweißen, Hausbau) Schwefelsäure (Autobatterie) Nitritsäure (Industriereinigungsmittel) Oxalsäure (Reinigungsmittel) Carbolsäure (desinfizierende Mittel) Essigsäure (Essenz)	Pottasche (Lauge, Abflußreiniger) Ätznatron (Seifen) Ätzkalk (Bauarbeiten) Ammoniak, Bleichmittel.

Carbolsäurevergiftung (charakteristischer Geruch)

Allgemeine Maßnahmen
Das Gegengift ist Alkohol in jeder Form. Hochprozentiges wie Whisky, Korn, Wodka usw. 1:1 mit Wasser verdünnen. Wein pur geben, Bier schäumt, schlagen Sie deshalb erst die Kohlensäure heraus. Essig kann auch verwendet werden.

Wenn nichts von den oben genannten Gegengiften vorhanden ist, dann geben Sie Eiweiß mit Wasser verschlagen oder Seifenwasser. Wenn das Opfer nicht von allein erbricht, dann sollte es zum Erbrechen gebracht werden.

Nachdem der Magen ganz geleert wurde, geben Sie Milch oder Milch mit Eiern verschlagen, Milchtee oder Getreideschleimsuppe zu trinken. In diesem Fall darf *kein Speiseöl* gegeben werden!

Homöopathische Behandlung
ARSENICUM ALBUM C 200, alle 1/4 Stunde 5 Tropfen auf etwas Wasser.

Nachbehandlung: Wenn Schwäche und Entkräftung zurückbleiben.
ACETICUM ACIDUM C 200, alle 1-2 Stunden 1 Gabe.

Es gibt eine große Zahl von Stoffen, die den Magen zu Entzündungen reizen und Übelkeit, Erbrechen und starke Schmerzen verursachen. Viele dieser Stoffe sind

Reizmittel

aktive Bestandteile alltäglicher Mittel oder Gegenstände im Haushalt.

1. Arsen (Rattengift, Unkrautvernichtungsmittel)
2. Blei (Farben, Farbstoff, Kitt)
3. Jod (antiseptische Mittel)
4. Kupfer (Pflanzensprays, Rattengift)
5. Quecksilber (Thermometer, Pflanzenspray, Desinfektionsmittel Feuerwerkskörper)
6. Phosphor (Feuerwerkskörper, Streichhölzer, Rattengift)
7. Silbernitrat (Tinte, Reinigungsmittel)
8. Zink (Unkrautvernichtungsmittel, Schweißpaste)

Zeichen und Symptome: Metallischer Geschmack. Mund, Lippen und Zunge können weiß und verschrumpelt aussehen. Wenn die Vergiftung nicht durch einen Stoff verursacht wurde, sondern mehrere Bestandteile daran beteiligt waren, wird dies den Fall komplizieren, da man nicht so spezifisch behandeln kann.

Notfallversorgung bei Reizmittelvergiftungen
Bei allen Reizmitteln ist es grundsätzlich richtig, erst ein Brechmittel zu verabreichen, gefolgt von Eiweiß mit Wasser oder Milch, außer bei Phosphor, wo hinterher *kein Eiweiß oder Milch gegeben wird*.
Bei manchen Reizmitteln wie Jod oder Silbernitrat wird das spezifische Gegenmittel erst gegeben und dann der Betreffende zum Erbrechen gebracht.

Arsen

Zuerst 1 Glas Milch mit Eiweiß vermischt trinken. Danach ein Brechmittel geben. Dafür eignet sich bei Arsen besonders Senfwasser.

Homöopathische Behandlung
Geben Sie bei Vergiftung durch Reizmittel *OPIUM C 200*, alle 1/2 Stunde. Bei großer Entkräftung geben Sie einen Schluck Kognac.
Bei Urinverhalten wird *Nitri spiritus dulcis* verdünnt mit viel Wasser (1 Teelöffel auf 1 Glas Wasser) gegeben. Es handelt sich um eine Mischung von Alkohol, Wasser und Äthylnitrit ($C_2H_5NO_2$).

Wenn die Gefahr vorüber ist und die Schwäche lange anhält, verabreichen Sie *China*.
● Dosierung. *CHINA C 200*, 2 x täglich 1 Gabe.

Wenn der Magen auf alles sehr empfindlich reagiert, dann *Nux vomica* geben.
● Dosierung: *NUX VOMICA C 200*, 2 x täglich 1 Gabe.

Kupfer

Hier kann wie bei Arsen erst Eiweiß mit Milch gemischt gegeben werden und danach das Brechmittel.

Homöopathische Behandlung
Wenn Krämpfe komplizieren, dann *Belladonna* geben.
● Dosierung: *BELLADONA C 200*, alle 1/4 Stunde, bis die Krämpfe aufhören.

Homöopathische Nachbehandlung
Wenn eine Magenempfindlichkeit bleibt, dann *Hepar sulfuris* geben.
● Dosierung: *HEPAR SULFURIS C 200*, 2 x täglich, bis behoben.

Phosphor

Nachdem der Magen vom Gift befreit wurde, Kaffee ohne Milch zu trinken geben. Der Vergiftete soll eine Zeitlang kein Öl oder Fett zu sich nehmen, bis der Allgemeinzustand sich wieder geregelt hat.

Homöopathische Maßnahmen
Durchgehend *NUX VOMICA C 200*, anfänglich alle 1/4 Stunde, später 1/2 bis 1 stündlich.

Kommen Herzsymptome dazu, geben Sie *Terebinthina*.
● Dosierung: *TEREBINTHINA C 200*,
      alle 2 Stunden, bis die Symptome weg sind.

Kommt es zu Leberschäden, wird mit *Carduus marianus* behandelt.
● Dosierung: *CARDUUS MARIANUS D 3*, 3 x täglich,
      5 Tropfen auf etwas Wasser, 1/2 Stunde vor den Mahlzeiten.

Jod

Hier soll *Stärke* (z.B. Kartoffelmehl) mit Wasser oder Weizenmehl mit Wasser eingenomen werden. Danach Brechmittel geben.

Homöopathische Behandlung: ARSENICUM ALBUM C 200
● Dosierung: 1/4 - 1/2 stündlich.

Silbernitrat

Eine starke Salzwasserlösung neutralisiert das Gift und wirkt gleichzeitig als Brechmittel.

Homöopathische Behandlung: ARSENICUM ALBUM C 200
● Dosierung: 1/4 - 1/2 stündlich.

Nachbehandlung der verätzten Schleimhäute mit *Natrium muriaticum*.
● Dosierung: *NATRIUM MURIATICUM C 200*,
      3 Gaben an drei aufeinanderfolgenden Tagen.

Quecksilber *(Merkur)*

Siehe »Notfallversorgung bei Reizmittel-Vergiftungen«.

Homöopathische Behandlung: BELLADONNA C 200 alle 1/4 - 1/2 Stunde.
Meist treten im geistigen Bereich *Folgeerscheinungen* auf.
Nachbehandlung
– Bei Depressionen *Aurum metallicum* geben.
● Dosierung: *AURUM METALLICUM C 200*, 1 x täglich 1 Gabe, 3 Tage lang.

– Bei Überempfindlichkeit, sowohl im geistigen als auch im körperlichen Bereich, *Hepar sulfuris* geben.
● Dosierung: *HEPAR SULFURIS C 200*, 1 x täglich 1 Gabe, 3 Tage lang.

Blei

Siehe »Notfallversorgung bei Reizmittel-Vergiftungen«.

Homöopathische Maßnahmen: NUX VOMICA C 200, 1/4 - 1/2 stündlich.
Nachbehandlung mit *Sulfuricum acidum.*
● Dosierung: *SULFURICUM ACIDUM D 3*, 3 x täglich 5 Tropfen
          auf 1 Glas Wasser, 1/2 Stunde vor den Mahlzeiten.

Zink

Siehe »Notfallversorgung bei Vergiftungen«.

Homöopathische Behandlung: CAMPHORA C 200, 1/4 - 1/2 stündlich.

Achtung: Der durch Zink Vergiftete darf längere Zeit keinen Alkohol trinken.

Giftige Pflanzen, Beeren und Pilze

Kinder, Pilzsammler und neugierige Kräutersammler sind am ehesten gefährdet. Gift ist eine Frage der Menge. Schon Paracelsus sagte: "Allein die Dosis macht das Ding zum Gift". Hahnemann aber entdeckte das Ähnlichkeitsgesetz und das Prinzip der minimalen Dosis, nach dem eine Giftpflanze zur Heildroge werden kann. Und daher kommen in der Homöopathie viele Giftpflanzen zum Einsatz.

Am Beispiel einer *Belladonna-* (=Tollkirsche-) Vergiftung möchten wir Ihnen die Wirkungsweise des homöopathischen Prinzips verdeutlichen:

Sehr bald nach dem Verzehr von Tollkirschenbeeren entwickeln sich folgende Symptome: Die Haut wird heiß, trocken und rot: Mund und Rachen sind so trocken, daß das Schlucken und Sprechen sehr erschwert wird. Die Pupillen erweitern sich, der Puls ist schnell und schwach. Delirium oder Halluzinationen können hinzukommen; der Vergiftete wirkt sehr fahrig. Wenn nun ein Kranker

45

mit einer ähnlichen Symptomatik zu einem Homöopathen kommt, wird er Belladonna verordnet bekommen. Beispiel: Ein Kind bekommt plötzlich sehr hohes Fieber. Sein Gesicht ist hochrot, heiß und trocken, es hat Fieberdelirien und sieht schwarze Tiere im Zimmer. Es ist furchtbar unruhig und zupft ständig an der Bettdecke. Ein solcher Zustand, der dem durch das Gift der Tollkirsche entstandenen gleicht, wird durch homöopathisch aufbereitete Tollkirsche (=*Belladonna*) geheilt.

Andere bekannte homöopathische Giftpflanzen sind: Schierling (Conium), Stechapfel (Stramonium), Mohn (Opium), Herbstzeitlose (Colocynthus) u.v.a.

Allgemeine Maßnahmen bei Pflanzenvergiftungen
Mit einem Brechmittel zum Erbrechen bringen. Wenn der Magen entleert ist, Tee oder Kaffee trinken.

Homöopathische Behandlung
Bei Pilzvergiftungen (z.B. weißer und grüner Knollenblätterpilz) hat der homöopathische Zahnarzt *Dr. Busse* ein geniales Verfahren entwickelt, welches die Selbstheilungskräfte des Körpers aktiviert, indem es eine Ausscheidung nach dem homöopathischen Ähnlichkeitsprinzip in Gang setzt.

Methode nach Dr. Busse:
Geben Sie ein winziges Teil des Erbrochenen auf Baumwollwatte. Dann verkohlen Sie alles und lassen den Vergifteten die verkohlte Watte abwechselnd durch beide Nasenlöcher kräftig hochschnupfen. Diese Methode kann auch bei anderen Arten von Vergiftungen als Reaktionsmittel eingesetzt werden.

Beachte: Nach Pilzvergiftungen wird Kaffee gegeben, kein Tee!

Homöopathische Nachbehandlung: PHOSPHOR C 200, 3 x täglich 1 Gabe.

Kaliumpermangat

Rosarote bis violette Kristalle; die Flüssigkeit wird als Desinfektionsmittel benutzt, z. B. bei Wunden, vereiterten Mandeln. Es ist ein ätzendes Gift und verursacht bläulich-braune Verätzungen (siehe auch »Ätzende Gifte - S.41«).

Allgemeine Maßnahmen
Im Gegensatz zu anderen Ätzmitteln muß wiederholtes Erbrechen durch Brechmittel provoziert werden. Wenn der Magen leer ist, in Milch geschlagene Eier trinken (notfalls auch reines Wasser), um die Schleimhäute vor Verätzungen zu schützen.

Salizylate

Vergiftungen durch Aspirin und andere salizylhaltige Medikamente kommen häufig vor. Die Symptome können noch bis zu 24 Stunden nach dem Medikamentenmißbrauch auftreten. Diese Vergiftungserscheinungen sind von Alter, Gewicht und Allgemeinverfassung abhängig. Besonders bei Kindern kann es leicht dazu kommen, wenn salizylhaltige Medikamente eigenmächtig verabreicht werden, z.B. bei hohem Fieber, Durchfall oder Erbrechen.

Das erste deutliche Anzeichen der Vergiftung ist eine schnelle, tiefe Atmung. In dieser Phase der Vergiftung hilft Magenauspumpen nicht mehr. Sofortige Einweisung in ein Krankenhaus ist notwendig!

Erste-Hilfe-Maßnahme
Wenn ein Kind salizylhaltige Medikamente gegessen hat und dieser Vorfall schnell bemerkt wird, muß sofort Erbrechen ausgelöst werden. Danach reichlich Wasser zum Trinken geben und anschließend wieder zum Erbrechen provozieren. Krankenhaus aufsuchen!

Eisen

Eisenpräparate können durch Überdosierung schlimme Vergiftungen hervorrufen, die, wenn sie zu spät erkannt werden, in der Hälfte der Fälle tödlich verlaufen. (Chronische Eisenvergiftung)

Zeichen und Symptome: Der Vergiftete wird blaß und unruhig, klagt über Übelkeit und erbricht leicht; starker, blutiger Durchfall kann vorhanden sein. Der Puls ist schwach und schnell, die Haut bläulich verfärbt. Das Opfer steht unter tiefer Schockeinwirkung, wird schläfrig und später komatös. Eigenartigerweise erholen sich manche Opfer innerhalb von 24 Stunden scheinbar, um dann ganz plötzlich zu sterben.

Allgemeine Maßnahmen
Sofort ins Krankenhaus. Magen auspumpen. Kindern keine Brechmittel geben, außer wenn ein Arzt nicht schnell genug erreicht werden kann.
Nur für den Fall, daß sie keinen Arzt erreichen können: spülen Sie den Magen mit Backpulverlösung (Natriumbicarbonat) aus.

Beachte: Nachdem der Magen leer ist, auf *keinen Fall Tee, Kaffee oder Alkohol* trinken! Das Beste ist hier verdünnter *Tomatensaft.*

Homöopathische Behandlung
ARSENICUM ALBUM C 200, alle 1/4 Stunde.
Sobald es dem Vergifteten besser geht, *Arsen* absetzen und mit *CHINA C 200,* alle 2 Stunden, die Vergiftungsfolgen beheben.

Medikamente

Opium und seine Derivate (Morphin, Codein, Heroin usw.).
Die Zeichen sind deutlich. Das Opfer befindet sich im Koma und atmet sehr langsam und oberflächlich. Ein charakteristisches Zeichen sind die auf Stecknadelgröße kontrahierten Pupillen.

Allgemeine Maßnahmen
Ist das Opfer einigermaßen bei Bewußtsein, so geben Sie ihm starken, heißen Kaffee zu trinken. Kochen Sie Kaffeepulver in Wasser auf und lassen Sie es ihn mitsamt dem Satz trinken. Danach mit dem Brechmittel zum Erbrechen bringen. Das Opfer muß in Bewegung bleiben, sonst wird es einschlafen und dann wird es unter Umständen unmöglich sein, es wieder zu wecken. Bei Bewußtlosigkeit versuchen Sie alles, um den Betreffenden wieder aufzuwecken und dann wachzuhalten. Wenn es irgendwie möglich ist, geben Sie ihm Kaffee.
Bringen Sie ihn so schnell wie möglich zum Notarzt.

Homöopathische Maßnahmen
Nux vomica D 1 - D 3, 5 Tropfen auf ein Eßlöffel Wasser alle 5 - 10 Minuten. Später tritt oft eine Hypersensibilität auf. Diese wird ebenfalls mit *Nux vomica* angegangen.

● Dosierung: *NUX VOMICA C 200*, 1 x täglich 1 Gabe.

Barbiturate (Beruhigungs- und Schlafmittel)
Die Hauptanzeichen sind Schläfrigkeit, Verwirrung, Halluzinationen, undeutliche Sprache, sehr oberflächliche Atmung und ein schwacher Puls.
Die Pupillen sind im Gegensatz zu einer Opiumvergiftung nicht kontrahiert.
Wasser) zu trinken. Der Vergiftete muß warm gehalten werden und notfalls künstlich beatmet werden. Bringen Sie ihn so bald wie möglich ins Krankenhaus.

Homöopathische Behandlung
Sie können das Gift mit *Nux moschata* angehen.
● Dosierung: *NUX MOSCHATA C 200*, 1/4 stündlich, später 2stündlich und noch später 2-3 x täglich.

Strychnin (Rattengift)

Die Häufigkeit der Strychninvergiftung hat abgenommen, aber trotzdem sterben jedes Jahr überall auf der Welt immer noch viele Kinder an dieser Vergiftung. Auch Hunde und Katzen zählen zu den Opfern.

Zeichen und Symptome: Meist treten die Symptome rasch auf. Sie können sich aber manchmal bis zu einer Stunde verzögern. Sie sind jedoch unverwechselbar. Große Furcht, Schaudern, plötzlicher schmerzhafter Krampf, der den ganzen Körper im Bogen durchstreckt, so daß nur noch Hinterkopf und Fersen den Boden berühren (Ophistotonus). Bei dem Krampf kann der Vergiftete nicht atmen, er wird blau im Gesicht, die Gesichtszüge verzerren sich zu einer grinsenden Grimasse (Risus sardonicus). Wenn sich der Krampf löst, fällt der Patient in tiefe Erschöpfung, bis ihn der nächste Krampf überwältigt.
Vorsicht: Plötzliche Reize (Licht, Geräusche) lösen sofort einen Krampf aus.

Allgemeine Maßnahmen
Mit dem Vergifteten sanft und behutsam umgehen. Sofort in die Klinik! In der Zwi-

schenzeit Erbrechen auslösen und *universales Antidot* geben. Ein Ozonspender ist hilfreich, um die Krämpfe unter Kontrolle zu bringen.

Homöopathische Behandlung
Die Pflanze *Veratrum viride* hilft, die Krämpfe zu stoppen.
● Dosierung: *VERATRUM VIRIDE C 200*, 1 Gabe nach jedem Krampf.

Gasvergiftung

Die meisten toxischen Gase kommen in Minen, in der Industrie oder bei der Erdölförderung vor.

Das Opfer muß sofort an die frische Luft gebracht werden, bevor man andere Maßnahmen ergreift. Atemspende ist erforderlich.

Hydrogensulfid (H$_2$S)
Essig auf das Gesicht sprenkeln und künstlich beatmen.

Leuchtgas- und Kohlenmonoxidvergiftung
Leuchtgas enthält Kohlenmonoxid, die Vergiftungserscheinungen sind ähnlich.

Allgemeine Maßnahmen: In leichten Fällen Milch oder Kaffee geben.
Vorsicht bei Leuchtgas im geschlossenen Raum: kein Licht einschalten und nicht mit offenem Licht hantieren, da Explosionsgefahr besteht.

Achtung: Erwachende leuchtgasvergiftete Personen bekommen manchmal Tobsuchtsanfälle.

Bei dunkelrotem, trockenem Gesicht, Gehirnreizung, rasende Kopfschmerzen, Krämpfe.
● *BELLADONNA C 200*, alle 15 Minuten.

Bei rotem bis blauem Gesicht, Übelkeit, Würgen, betäubenden Kopfschmerzen, Erbrechen
● *CARBONEUM SULFURICUM C 200*, alle 15 Minuten.

Bei dunkelrotem bis blauem Gesicht mit Stupor, Bewußtlosigkeit, Atemstillstand
● *OPIUM C 200*, alle 15 Minuten.

Chlorvergiftung
Tabakrauch einatmen oder eine Zigarette rauchen. Bei Augenreizung (Schwimmb.)
● *NATRIUM MURIATICUM C 30*, anfangs 1/2 stündlich.

Hydrogencyanid
Kampfer-Tinktur einatmen und die 1:100 verdünnte Lösung trinken.
Bei Atemstillstand *Kampfer-Lösung* aufs Gesicht sprenkeln.
– Durch Medikamente und Drogenmißbrauch (siehe »Vergiftungen«)

Lebensmittelvergiftung

Wenn Lebensmittel und Essensreste nicht sachgemäß aufbewahrt werden, können sie rasch verderben. Auch schon leicht verdorbene Speisen können bei einem empfindlichen Magen heftige Reaktionen hervorrufen. Manche Lebensmittel, wie Fleisch, Wurst, Fisch, Speisen in Konserven usw. bilden durch unsachgemäße Herstellung oder Aufbewahrung Gifte.

Allgemeine homöopathische Maßnahmen bei Lebensmittelvergiftung
Hier sieht das Verfahren nicht wesentlich anders aus als bei anderen Vergiftungen. Rasche Entfernung des Giftes mit einem Brechmittel ist nur am Anfang sinnvoll. In den meisten Fällen hat der Organismus schon von alleine angefangen, das Gift wieder auszuscheiden. Die Anwendung von Abführmitteln schwächt den Menschen noch mehr, außerdem kann das vom Körper aufgenommene Gift auf diese Weise nicht ausgeschieden werden. Am Anfang kann die *medizinische Kohle* eingesetzt werden, besonders bei verdorbenen Muscheln, Fisch, Eiern, Wurstsalat und Geflügel. Die homöopathischen Mittel dagegen regen den Organismus an, sich selbst zu entgiften. Der Körper ruft dann von sich aus nach den notwendigen neutralisierenden Mitteln, wie Wasser, Milch, sauren Fruchtsäften etc. Erbrechen und Durchfall erfolgen müheloser, bis die Entgiftung über den Magen und Darm abgeschlossen ist. Siehe auch »Busse-Verfahren« (S. 46).

DIE BOTULINUM-NOSODE
Wenn die angezeigten Mittel nicht bald eine Besserung bringen, oder wenn die folgenden Symptome zu beobachten sind, dann muß Botulinum gegeben werden. Botulinum ist auch dann zu geben, wenn das angezeigte Mittel nach anfänglicher Wirkung keine Besserung bringt.
Das Schlucken und die Atmung sind erschwert, bis zum Gefühl des Erstickens. Der Kranke fühlt sich sehr schwach und taumelt, als ob er blind sei. Es kann auch tatsächlich zu Sehstörungen kommen. Die Sprache wird unverständlich.
● Dosierung: *BOTULINUM C 200*, 1 x stündlich.

Verdorbenes Fleisch
Obwohl die Gefahr von Typhus in Deutschland weitgehend gebannt ist, werden immer wieder Salmonellenerkrankungen beobachtet, welche dem Typhusverlauf ähneln und deren Ursache vor allem in dem Genuß verdorbener tierischer Produkte (z.B. Hackfleisch, Fleisch- und Wurstwaren, Enteneier, Milch- und Milchprodukte) liegt. In anderen Fällen erinnert dieVergiftung an Cholera oder Ruhr.

ARSENICUM ALBUM ist das Hauptmittel bei den meisten Lebensmittelvergiftungen. *Die Symptome sind:* Erbrechen und Durchfall mit großer Angst und Unruhe, zunehmender Schwäche und Entkräftung. Brennender Durst - in den meisten Fällen auf kaltes Wasser, das aber dem Magen nicht gut tut und sofort wieder erbrochen wird. Warmes Wasser wird dagegen besser vertragen und ist nützlicher, da das Wasser eine Zeitlang (2-3 Minuten) im Magen bleiben sollte, um das Gift zu verdünnen und dann durch Erbrechen wieder ausgeschieden zu werden. Manchmal kommen brennende Magenschmerzen vor, dabei besteht meist ein Verlangen nach warmen Getränken.

● Dosierung: *ARSENICUM ALBUM C 200*, alle 1/4-1/2 Stunde am Anfang, später nach jedem erneuten Erbrechen oder Durchfall.

CUPRUM ARSENICOSUM hat heftige krampfartige, gelegentlich scharf schneidende Bauchschmerzen und Darmgeräusche. Dabei besteht krampfhaftes Erbrechen.

● Dosierung: wie bei Arsenicum album.

Verdorbene Wurst

Erwähnenswert ist noch eine Form von Fleischvergiftung, die auf der Ausscheidungsproduktion eines bestimmten Bazillus beruht. Seine Toxine führen zum Botulismus, einer gefürchteten Vergiftung. Das Clostridium botulinum erzeugt besonders in Würsten ein ganz bestimmtes Gift, das sogenannte "Wurstgift". Dieses Gift braucht nicht unbedingt in der ganzen Wurst vorhanden zu sein, sondern nur in bestimmten Partien - bei dicken Sorten besonders in der mittleren. Solche Partien zeichnen sich meist durch schmutzig grau-grünliche Farbe, durch weiche, käseartig schmierige Beschaffenheit, unangenehmen Geruch und eigenartigen, ranzigen, widerlichen, kratzenden Geschmack aus.

In ähnlicher Weise findet man das gleiche Gift in anderen Fleischspeisen, Fleischkonserven (z.B. Schinken), Fischkonserven bzw. eingesalzenen Fischen und allgemein in Konserven.

Besondere Gefahr besteht im Sommer beim Wurstsalat. Die ersten Vergiftungssymptome zeigen sich gewöhnlich nach 12 bis 48 Stunden. Aber sie können bei Wurstverzehr auf nüchternen Magen oder bei empfindlichen Menschen viel rascher eintreten. Die Erscheinungen können sehr verschieden sein. Die folgende allgemeine Schilderung ist nur eine Orientierungshilfe. Es wird in der Realität nur wenige Fälle geben, die dieser "Bilderbuchbeschreibung" entsprechen. Oft fehlen ganze Reihen von Symptomen oder die Reihenfolge der Symptomatik ist ganz anders.

Die ersten Symptome sind: allgemeines Unwohlsein, Druck im Magen, Aufstoßen, Übelkeit, Erbrechen saurer oder bitterer Mengen und Durchfall. Zusätzlich können Schwindel, große Schwäche und Sehstörungen auftreten. Es kommt zu allgemeinen Austrocknungserscheinungen, wie trockener Haut, Einstellen der Speichel- und Schweißproduktion, Kratzen im Rachen, Versiegen des Tränenflusses und Verstopfung. Hinzu können Lähmungen des Kehlkopfes und der oberen Speiseröhre kommen, wodurch das Schlucken erschwert wird. Die Zunge ist kaum beweglich, die Sprache lallend und unverständlich, die Stimme klanglos. Mitunter kommt es zu schwerem Reizhusten und Erstickungsanfällen.

Kopfschmerz und große Muskelschwäche treten ein und bestehen oft wochenlang, nachdem das akute Stadium vorbei ist; ebenso die Sehstörungen. Die Herztätigkeit ist schwach. Bei ungünstigem Verlauf wird der Kranke benommen, und es kommt zur Atemlähmung, manchmal mit Krämpfen, die zum Tode führen.

Homöopathische Behandlung
Arsenicum album + Cuprum arsenicosum : Symptomatik und Dosierung siehe »Verdorbenes Fleisch«.

BELLADONNA
Siehe auch Botulinum-Nosode.
Manchmal setzen gleich kolikartige Magenschmerzen ein. Das Blut schießt zum Kopf und das Gesicht läuft rot an. Die Schleimhäute sind ganz trocken. Es kommt aber noch zu keiner Ausscheidung.
In diesem Fall ist es notwendig, medizinische Kohle mit warmem Wasser (2 Eßlöffel auf 1 Glas Wasser) zu trinken, um das Gift zu neutralisieren und anschließend durch Erbrechen auszuscheiden.

● Dosierung: *BELLADONNA C 200,*
  alle 10 Minuten bis die Ausscheidung einsetzt.
Hinterher können *Arsenicum album*-Symptome auftreten; dann mit Arsen. alb. weiterbehandeln.

● Dosierung: *ARSENICUM ALBUM C 200,*
  nach jedem Erbrechen oder nach jeder Stuhlentleerung.

Nachbehandlung
ACETICUM ACIDUM – wenn große Entkräftung zurückbleibt und der Kranke einen unlöschbaren Durst hat.

● Dosierung: *ACETICUM ACIDUM C 200,* 3 x täglich.

BRYONIA
Oftmals bleibt eine Trockenheit des Verdauungstraktes zurück, besonders die Kehle fühlt sich sehr trocken an. Die Darmtätigkeit wird eingestellt, der Mensch fühlt sich allgemein unwohl und hat in der Regel starke Kopfschmerzen. Bryonia wird diesen Zustand bald beseitigen.

● Dosierung: *BRYONIA C 200,* 2 x täglich.

Verdorbene Muscheln und Krebse
Krabben und Langusten können krampfhaftes Erbrechen, Durchfall und Nesselsucht verursachen, wenn sie nicht richtig gesäubert werden. Durch Zersetzung der Miesmuschel entsteht ein Krampfgift. In gleicher Weise können Austern giftig werden. Schon fünf bis sechs Miesmuscheln können schwere Vergiftungserscheinungen auslösen. Entweder zeigt das Krankheitsbild leichtes Fieber, Verdauungsstörungen, Nesselausschlag und andere Hautausschläge, oder es herrschen die Erscheinungen der Magen- und Darmentzündung vor, zu welchen sich Koliken, Ohnmacht, Delirien und Krämpfe hinzugesellen. Wenn die Vergiftung mit Zu-

sammenschnürung im Hals, Stumpfsein der Zähne und Prickeln in den Händen beginnt, dann ist der Zustand sehr ernst. Schwindel und Taumel erschweren die Bewegung oder machen sie unmöglich. Leichte Erregung, Angstgefühl und Brustbeklemmung stellen sich ein. In einigen Stunden erfolgt ohne Krampf die Herz- und Atemlähmung. (Botulismus - unterliegt der Meldepflicht).

Allgemeine Maßnahmen
Auf jeden Fall medizinische Kohle, in Wasser mit Zucker aufgelöst (2 Eßlöffel Kohle, 2 Eßlöffel Zucker, 1 Glas warmes Wasser) einnehmen. Hinterher aufge- kochten, ungefilterten Kaffee ohne Milch und Zucker trinken.

Homöopathische Behandlung
Arsenicum album, Cuprum arsenicosum und *Botulinum-Nosode* wie bei »Ver- dorbenem Fleisch«.

Wenn die Hautsymptome im Vordergrund stehen, geben Sie einen starken Bren- nesseltee zu trinken. Sorgen Sie für das Erbrechen, indem Sie mechanisch Brech- reiz auslösen. Wenn der Magen leer ist, dann geben Sie weiter kleinere Mengen nach Bedarf. *Urtica urens* gleichzeitig einsetzen.
● Dosierung: *URTICA URENS C 200*, 1/2 stündlich, 1 Gabe.

CARBO VEGETABILIS
Wenn die Beschwerden mit Zusammenschnürung im Hals einsetzen, handelt es sich um einen ernsten Fall von Vergiftung. Es kommt zu Schwindel und Taumeln. Der Vergiftete wird unfähig, sich zu bewegen und fällt bald in einen kollapsähnli- chen Zustand. Der Bauch ist sehr aufgetrieben. Es kommt zu Brustbeklemmung. Der Kranke sieht sterbensblaß aus und verlangt nach frischer Luft. Wenn nicht bald etwas getan wird, tritt durch Lähmung von Herz und Lungen der Tod ein. Hier muß Carbo vegetabilis gegeben werden.
● Dosierung: *CARBO VEGETABILIS C 200*, 1/4 – 1/2 stündlich eine Gabe.

Verdorbener Fisch
Es gibt eine Reihe von Fischen, deren Organe für den Menschen giftig sind. So kann der Rogen mancher Fische Kopfschmerzen, anhaltendes blutiges Erbre- chen, schwere Atemnot und fortschreitende Lähmung hervorrufen. Manche Men- schen reagieren auf jeden Fischrogen empfindlich. Von den einheimischen Fi- schen ist besonders der Rogen der Barbe (Süßwasserfisch) zu fürchten. Sein Ge- nuß verursacht leichtes Erbrechen, choleraartigen Druchfall mit Schwindel, Harn- verhaltung, Wadenkrämpfen und Ohnmacht, die "Barbencholera". Auch der Ro- gen von Karpfen, Schleien, Brassen und Hecht kann Brechdurchfall hervorrufen. Frische Neunaugen und Aale können blutige Druchfälle erzeugen. Wir empfeh- len Aale und Neunaugen nicht zu essen, da sie lebendig durch Salz konserviert *werden*, um das Gift unwirksam zu machen..

Homöopathische Behandlung
Arsenicum album: Symptomatik und Dosierung wie bei »Verdorbenem Fleisch«.

Fischrogen (Barbencholera)
Cuprum arsenicosum wie bei »Verdorbenem Fleisch«.
Wenn nach Rogen anhaltendes blutiges Erbrechen, schwere Atemnot und fortschreitende Lähmung eintreten, neben den allgemeinen Maßnahmen mit *Mercurius corrosivus* behandeln.
● Dosierung: *MERCURIUS CORROSIVUS C 200*, alle 1/2 Stunde 1 Gabe.

Alter Käse, ranziges Fett
Schlecht hergestellter Käse verdirbt leicht und bringt choleraähnliche Symptome mit sich. Verschimmelter Käse ist innen noch gut und wenn der Schimmel großzügig weggeschnitten wird, besteht keine Gefahr der Vergiftung.

Anders ist es mit Frischkäse. Er kann leicht verderben, ohne daß man es gleich merkt. Wenn Frischkäse schmiert oder Fäden zieht, ekelerregend aussieht und einen leicht bitteren, kratzigen Geschmack hat, ist er schon weitestgehend zersetzt.

Die Symptome dieser Vergiftung sind Übelkeit, reichliches und auch blutiges Erbrechen, heftige Magenschmerzen, wäßrige Durchfälle bis zu Darmblutungen. Zusätzlich können Kopfschmerzen, Sehstörungen, Krämpfe und septische Zustände (Blutvergiftung) auftreten.

Der Mensc, der Arsenicum album braucht, wird nach dem Verzehr von ranzigem Fett sehr unruhig; es wird ihm übel, aber es kommt nicht zum Erbrechen. Die Übelkeit verschlimmert sich durch die geringste Bewegung. Der Betreffende fühlt sich ausgetrocknet, möchte aber nichts trinken, besonders nichts Kaltes. Geben Sie ihm *Arsenicum album*.
● Dosierung: *ARSENICUM ALBUM C 200*, 1/2 stündlich.
Anschließend mit Salzwasser zum Brechen bringen.

Der Vergiftete muß tagelang *sauer aufstoßen*, er verträgt nichts mehr, und der Magen ist zu empfindlich geworden: *Carbo vegetabilis*.
● Dosierung: *CARBO VEGETABILIS C 200*, 3 x täglich.

Tödliche Vergiftungen nach dem Verzehr von Weichkäse kommen immer wieder vor, wie z. B. gehäuft in der Schweiz und in Frankreich. Die homöopathischen Mittel entsprechen der Behandlung von Fleisch- und Wurstvergiftungen.

Verdorbene Eier
Wenn darauf ähnlich reagiert wird, wie oben ("Alter Käse" = Carb-v.-Zustand) beschrieben, dann geben Sie auch hier *Carbo vegetabilis*.
● Dosierung: *CARBO VEGETABILIS C 200*, 2 x täglich.

Verdorbene Konserven (Botulismusgefahr!)
Konserven mit gewölbtem Deckel können zu erheblichen Vergiftungen führen, aber in den meisten Fällen hilft Arsenicum album sehr zufriedenstellend, anson-

sten die Botulismus-Nosode (S.50)
- Dosierung: *ARSENICUM ALBUM C 200*, 1/4 stündlich.

Verdorbenes Eis, Schokolade, Milch und ähnliches
- Dosierung: *ARSENICUM ALBUM C 200*, alle 1/2 Stunde.

Verdorbenes Obst
Pulsatilla beseitigt rasch die Übelkeit, die auf verdorbenes Obst folgen kann.
- Dosierung: *PULSATILLA C 200*, 1 Gabe, nach Bedarf
  in einer Stunde wiederholen; meist reicht eine Gabe.

Verdorbene Kartoffeln
Können im Darmbereich sehr heftige Schmerzen hervorrufen und sich sogar tödlich auswirken.

NUX VOMICA (Nux-v.)
Wenn sich die Vergiftungen noch im Stadium der erfolglosen Entleerungen befindet, mit sehr schmerzhaftem Stuhldrang und es zum Vorfall (Prolaps) des Afters kommt.
- Dosierung: *NUX VOMICA C 200*, 1 x stündlich 1 Gabe.

STRAMONIUM (Stram)
Hier treten noch keine Schmerzen auf, aber es herrscht sehr großes Unbehagen. Der Kranke fühlt sich gezwungen, alle möglichen Bewegungen zu machen.
- Dosierung: *STRAMONIUM C 200*, 1/2 stündlich.

Verdorbenes Gemüse
Altes, runzeliges Gemüse, verwelkte gelbe Salatblätter entwickeln auch Giftstoffe. In der Regel reicht der Genuß einiger Tassen frischen Ingwerwurzeltees gesüßt mit Vollrohrzucker (Ursüße Papadura) aus, um die Toxine zu antidotieren und sie über den Darm auszuscheiden. Selten kommen heftigere Symptome vor, dann ist zusätzlich Arsen angezeigt.

Spätschäden von verdorbenem Fleisch, Muscheln, Geflügel, Fisch, Eiern, ranzigem Fett, schlechtem Wein, Likör: *Carbo vegetabilis*. Als Folge der Vergiftungen kann eine chronische Verdauungsschwäche zurückbleiben.
- Dosierung: *CARBO VEGETABILIS C 200*, 1 x täglich, 1-2 Wochen lang.

Spätschäden von verdorbenem Obst und Gemüse
- Dosierung: *CARBO ANIMALIS C 200*, 1 x täglich 1 Woche lang.

Atmungsnotfälle

1. Atmungsbehinderung

– Durch Fremdkörper:
Entfernen sie den Fremdkörper (siehe unter »Fremdkörper in der Luftröhre«).

– Bei Behinderung durch *Erbrochenes und Schleim*: Geben Sie *ANTIMOMIUM TARTARICUM C 200*, 1 Gabe, möglichst bevor Sie mit anderen Maßnahmen beginnen.

– Bei *Ertrunkenen* (Behinderung durch Wasser): Möglichst noch vor Beginn der künstlichen Beatmung Lippen und Nase des Bewußtlosen mit *LACHESIS C 200* befeuchten.

– Durch *Schwellung* der Stimmbänder:
1. Phase: Wenn das Gesicht
hell- bis dunkelrot verfärbt ist, wird *BELLADONNA C 200*, alle 5-10 Minuten verabreicht, meist sehr schnell eine Abschwellung bewirken.

2. Phase: Bei Blaufärbung des Gesichts, wird *LACHESIS C 200* alle 5-10 Minuten gegeben. Meist reicht 1 Gabe.

3. Phase: Wenn eine marmorierte Zyanose (bläulich-weiße Marmorierung) eintritt, gibt man *OXALICUM ACIDUM C 200* alle 5-10 Minuten.

– Bei *krächzender Atmung*:
SPONGIA C 200 alle 5-10 Minuten.

– Bei anaphylaktischem Schock durch *Bienen- oder Wespengift*:
1. Phase: *APIS C 200*, 1 Gabe bei Bienenstich.
VESPA C 200, 1 Gabe bei Wespenstich.

2. Phase: *LACHESIS C 200*, 1 Gabe bei Blaufärbung des Gesichts.

– Bei *Kollaps*: *CARBO VEGETABILIS C 200*, 1 Gabe (mit blassem Gesicht).

2. Atemstillstand

Atemstillstand kann bei verschiedenen Zuständen vorkommen: z. B:

– nach Kopf- und Gesichtsverletzungen (S. 15),

– nach Erfrierungen (S. 35),

– durch Blitz- oder Stromschlag (S.35),

– nach Gasvergiftungen (S. 49).

Lungenlähmung und Lungenkollaps kann z.B. nach großen Stichwunden in der Brust, nach Geburt mit Komplikationen oder durch toxische Gase verursacht werden. Geben Sie *ANTIMOMUM TARTARICUM C 200*, 1/4 stündlich.

Ohnmacht

Bei einer Ohnmacht ist das Gehirn infolge Sauerstoffmangels unfähig, Eindrücke aufzunehmen und auf sie zu reagieren. Dem Ohnmächtigen wird es schwarz vor Augen, er hört nichts mehr, außer einem Rauschen und Sausen im Kopf. Er sackt in sich zusammen. Das Gesicht des Ohnmächtigen ist blaß, mit kaltem Schweiß bedeckt; der Puls ist klein (schwach fühlbar) und langsam, die Augen starr, die Atmung oberflächlich und langsam.

Der Anblick der schlaff herabhängenden Gliedmaßen, des regungslos daliegenden Opfers, das dem Tode nahe zu sein scheint, ruft beim Unerfahrenen Angst hervor.

Gewöhnlich dauert eine Ohnmacht selten länger als eine viertel Stunde, meist nur wenige Minuten. Auf einmal schlägt der Ohnmächtige die Augen wieder auf, er scheint aber noch etwas benommen zu sein. Er wirkt verträumt und leicht erstaunt über seine Lage. Der Puls wird wieder kräftiger und die Atemzüge länger und tiefer. Das Gesicht nimmt wieder Farbe an. Die Ohnmacht wird erst dann ernst, wenn sie länger als eine viertel Stunde anhält. Sie ist dann mit Lebensgefahr verbunden, denn in der Ohnmacht kann die Seele den Körper unauffällig und leicht verlassen.

Wie manche Ohnmacht vermieden werden kann

Nach großer Anstrengung besteht die Gefahr einer Ohnmacht, wenn der Bewegungsablauf abrupt unterbrochen wird. Der Grund dafür liegt darin, daß sich bei Anstrengung die Blutgefäße erweitern. Die Muskelkontraktionen der Blutgefäße helfen aber, die Blutzirkulation in Bewegung zu halten. Hört man plötzlich auf, sich zu bewegen, ist das Herz allein auf sich gestellt, um das Blut durch die Gefäße zu pumpen. Da sich die Blutgefäße aber stark erweitert haben, gewinnt die Schwerkraft gegen die Pumpkraft des Herzens. Das Blut sackt in die Extremitäten, das Zentralnervensystem ist unversorgt, und der Mensch bricht ohnmächtig zusammen. Um dem vorzubeugen, bewegen Sie sich leicht auf der Stelle oder setzen Sie sich hin.

Wenn Sie eine drohende Ohnmacht spüren, ziehen Sie Ihre Zehen nach unten in Richtung der Fußballen und drücken oder treten Sie kräftig auf. Durch diese Massage werden die Muskeln kontrahiert und das Blut nach oben gepreßt, außerdem löst sie einen Reflex aus, der das Herz kräftiger pumpen läßt.

Allgemeine Maßnahmen bei Ohnmacht

Erstens: Erleichterung und Anregung der Blutzufuhr zum Gehirn. Lagern Sie zu diesem Zweck den Ohnmächtigen mit niedriger Kopflage flach auf den Boden oder eine Liege. Wenn das Gesicht gerötet ist, muß der Kopf höher gelagert werden. Erbrechen bei Ohnmacht ist nicht selten.

Um darauf schon vorbereitet zu sein, dreht man den Kopf zur Seite oder bettet das Opfer in die stabile Seitenlage. Lockern Sie Kleidungsstücke, die den Kreislauf hemmen oder die Atmung beengen. Eine kräftige Fußmasssage begünstigt die Versorgung des Gehirns mit Blut. Drücken Sie dabei kräftig die Zehen und die Zehenspitzen und ziehen Sie sie nach außen zur Fußkante.

Zweitens: Anregung der Herztätigkeit durch äußere Reize. Besprengen Sie das Gesicht mit Wasser und wischen sie mit einem feuchten Lappen über Schläfen und Stirn. Massieren Sie sanft den Brustkorb. Auch »Großmutters Riechsalz« (Rosmarin,-Kampferöl) können Sie dem Ohnmächtigen unter die Nase halten.

Drittens: Künstliche Beatmung bei schwacher Atmung.

Die ausführliche homöopathische Behandlung von 16 verschiedenen Ohnmachtsursachen finden Sie in unserem Buch »Selbstheilung durch Homöopathie«.

Folgen von Sonne und Hitze

Ratschläge zur Vorbereitung auf die Hitze
Den Menschen in den heißen Zonen der Erde liegt das Wissen um das richtige Verhalten bei großer Hitze sozusagen im Blut. Wie kann sich nun ein Mitteleuropäer auf einen Klimawechsel von kühlen Breitengraden auf tropische Temperaturen einstellen?
Es gibt einen indischen Spruch, der übersetzt etwa folgendermaßen lautet: »Der Winter ist die Zeit zum Essen, der Sommer zum Fasten und Diät zu halten. Der Sommer ist die Zeit zum Trinken, im Winter trinkt man weniger.«

Gemüse:
Im Sommer sollte man viel frisches Obst und Gemüse essen.

Zucker und Süßigkeiten ziehen zuviel Wasser aus dem Blut und sollten deshalb gemieden werden.

Honig:
Es ist nicht genügend bekannt, daß Honig ein Heilmittel und kein Nahrungsmittel ist. Er sollte nur in den Wintermonaten in kleinen Mengen verzehrt werden und darf nicht als Zuckerersatz betrachtet werden. Bei großer Hitze können die Auswirkungen von zu reichlichem Honigverzehr verheerend sein, sie können bis zu Kollaps und Hitzschlag führen.

Kleidung:
Achten Sie darauf, daß Kopf und Körper gut bedeckt sind. Besonders der Kopf sollte nie ungeschützt der direkten, starken Sonnenbestrahlung ausgesetzt werden. *Orange- bis rotfarbige Kopfbedeckungen* schützen besonders gut.

Salz:
Es gibt einen regelrechten Mythos um die Bedeutsamkeit des Salzes bei großer Hitze. Zu der Frage des Salzkonsums bei Hitze existieren zwei unterschiedliche

Meinungen. Tatsache ist, daß Salz das am häufigsten vorkommende Mineral im Körper ist, und daß Salzmangel Wasserverlust und Krämpfe nach sich zieht. Deshalb raten viele Fachleute dazu, besonders bei Hitze, wenn der Körper viel Salz über den Urin und den Schweiß ausgeschieden hat, größere Mengen an Salz oder Salztabletten zu sich zu nehmen. Davon möchte ich aber *strikt abraten*. Im Gegenteil: je weniger Salz Sie zu sich nehmen, desto besser geht es Ihnen an heißen Tagen. Längere Zeit bevor Sie in heiße Länder fahren, sollten Sie Ihren Salzkonsum drastisch verringern, dann werden Sie wesentlich weniger Schwierigkeiten haben, sich auf die Hitze einzustellen.

In der Nahrung ist ausreichend Salz enthalten. Schon 1946 zeigte Dr. James Gamble von der Harvard Medical School, daß gesunde Menschen mit 0,2 Gramm Salz pro Tag auskommen können.* Der durchschnittliche Pro-Kopf-Verbrauch des Bundesbürgers liegt fünfzigmal höher.

Die Geschmacksnerven zeigen genau an, wieviel Salz der Mensch braucht. Mit Salztabletten wird dieser Indikator umgangen und das kann verheerende Folgen haben.

Mein Vater, der homöopathischer Militärarzt war, erzählte mir, wie allen Soldaten, trotz seiner Warnung, vor einer anstrengenden Truppenübung an einem sehr heißen Tag Salztabletten verabreicht wurden. Seine Vorhersagen bewahrheiteten sich: die Soldaten kollabierten reihenweise und bekamen Hitzekrämpfe. Wie kam es dazu? Man muß sich das folgendermaßen vorstellen: Salz hat Wasserbindungsfunktion. In geringen Mengen hält es das Wasser im Körper zurück; aber in großen Mengen ist die natürliche Osmolarität gestört, und der Körper gibt Wasser ab. Sobald die Salzkonzentration im Körper steigt, entzieht das Salz den Zellen Wasser, welches dann zusammen mit dem überflüssigen Salz über die Nieren und die Haut ausgeschieden wird. Dieser Mechanismus bahnt den Weg zu Hitzschlag, Sonnenstich und Hitzekrampf.

Außerdem wird durch zuviel Salz vermehrt Kalium ausgeschwemmt, welches die Körperhitze, die durch zu große Anstrengung entsteht, kontrolliert. Ein Kaliummangel kann auch die Ursache von anhaltender Müdigkeit bei Hitze sein. Zuviel Salz macht das Blut dick, es besteht die Gefahr der Thrombose (Blutverklumpung). Herzattacken, Gehirnschlag und Nierenversagen alle sind mit Todesgefahr verbunden – können die Folge sein.

Je salziger ein Gericht ist, desto größeren Durst bekommt man nach dem Essen. Wüstenbewohner z.B. nehmen kaum Salz zu sich, denn sie müssen in größter Hitze mit wenig Wasser auskommen. Dies gelingt ihnen auch sehr gut, wie man durch Untersuchungen an Schweiß und Urin festgestellt hat. Im Gegensatz zu »Salzessern« war in den Ausscheidungen kaum Salz enthalten. Nieren und Schweißdrüsen haben gelernt, das Salz zurückzuhalten, so daß der Salzspiegel im Körper immer konstant bleibt. Diese Erfahrungen machen sich manche Leistungssportler zunutze.

---

* Mirkin und Hoffmann: » The Sports Medicine Book « vgl. Literaturverzeichnis.

Körperwarnsignal vor Sonnenstich
Wenn der Körper bei großer Hitze aufhört zu schwitzen, droht ein Sonnenstich.
Suchen Sie sofort einen schattigen Platz auf und trinken Sie etwas Kaltes.
Auf zwei Symptome sollte man besonders achten, denn sie gelten als Warnsignale
des Körpers, die Salzzufuhr zu verringern:

1. Ein salziger Geschmack im Mund.
2. Wenn Salz, im extremen Fall, nicht mehr geschmeckt wird, bedeutet es, daß
   der Organismus völlig außer Kontrolle geraten ist, und daß das Salz überhaupt
   nicht mehr im Körper gehalten werden kann. Es wird vollkommen über Nieren und Schweißdrüsen ausgeschieden.

Bei Hitze ist es wichtig, für genügend Flüssigkeitszufuhr zu sorgen.

Sonnenbrand

In Anbetracht des ständig wachsenden Ozonloches sollten wir uns die Folgen einer erhöhten UV-Strahlung etwas näher anschauen. Die Spekulationen um das Ozonloch bilden den Nährboden für die Angst vor Hautkrebs durch zuviel UV-Strahlung;lassen wir hier einmal die radioaktive Strahlung aus dem Weltraum außer acht. Die Erdatmosphäre filtert einen Teil der UV-Strahlung, so daß es in höheren Berglagen mit entsprechend dünnerer atmosphärischer Schutzschicht eher zu einem Sonnenbrand kommt. In der Zeit der stärksten Sonnenbestrahlung, wie in den Wochen um die Sonnwendzeit (21.Juni) und in den Mittagsstunden, wird man sich am ehesten einen Sonnenbrand zuziehen.

Die durch Umweltverschmutzung entstandene Dunstglocke über einer Großstadt schwächt die UV-Strahlen ab. Dies erklärt, warum sich viele blasse Städter bei einem Ausflug aufs Land rasch einen Sonnenbrand holen. Andererseits filtrieren Schönwetterdunst und Nebel das UV-Licht nicht, so daß viele schlimme Sonnenbrände durch den trügerischen Glauben entstehen, dieser sei an etwas bedeckten Tagen nicht möglich.

Schließlich wird das Sonnenlicht von der Umgebung reflektiert. Gras und Wasser reflektieren relativ wenig UV-Licht, weißer Sand reflektiert mehr und frischer Schnee reflektiert erhebliche Mengen.

Prophylaktische Maßnahmen gegen Sonnenbrand
Wenn Sie dazu neigen, schnell einen Sonnenbrand zu bekommen, beginnen Sie damit, daß Sie die unbedeckte Haut erst in den frühen Vormittagsstunden oder ab 16 Uhr der Sonne aussetzen. Anfangs sollte das Sonnenbad nicht länger als 15 Minuten dauern. Die Strahlen der Sonne haben große Heilkraft, wenn man sie maßvoll genießt.

Es gibt keine speziellen vorbeugenden homöopathischen Mittel, aber im allgemeinen wird die Haut durch eine konstitutionelle Behandlung unempfindlicher gegenüber ultravioletter Strahlung.

Homoöpathische Behandlung
Wenn Sie einen Sonnenbrand bekommen haben, behandeln Sie ihn mit Essig, bevor Sie vergeblich mit allen möglichen Hausmitteln herumexperimentieren. Er ist Balsam für die brennende, spannende Haut. Wiederholen Sie die Essigkompressen oder Befeuchtungen, sobald der Schmerz zurückkehrt (siehe S. 33).

Sonnenstich

Hier steigt die Temperatur unkontrolliert hoch, 43°C und mehr sind möglich. Anstrengung in Hitze, besonders in der Sonne, kann einen Sonnenstich zur Folge haben. Bei hoher Luftfeuchtigkeit erhöht sich die Gefahr. Bevor die starken Symptome einsetzen, können Sie folgende Warnsignale beobachten:

Zuerst bekommt der Überhitzte einen trockenen Mund und erscheint verwirrt. Er kann sich nicht mehr richtig konzentrieren, die Sicht wird unklar. Bei stärkerer Anstrengung brennen die Lungen und die Muskeln wie Feuer. Schwindel, Übelkeit und hämmernde Kopfschmerzen treten ein. Er neigt dazu, kopflos zu handeln. Wenn der Kranke aufhört zu schwitzen, gilt höchste Alarmbereitschaft, denn dann wird sein Zustand wirklich ernst. Es tritt Bewußtlosigkeit und eventuell der Tod ein.

Die Haut ist rot, sehr heiß und trocken (im Gegensatz zum Hitzschlag). Wenn der Tod nah ist, verfärbt sich das Gesicht tödlich blaßgrau.

Allgemeine Maßnahmen
Gehen Sie ähnlich vor, wie beim Hitzschlag (S. 65).
Schütten Sie reichlich, möglichst kalte Flüssigkeit über den Körper.
Wenn Sie Eis zur Hand haben, dann reiben Sie damit den Körper ab, besonders die Handflächen und die Fußsohlen sowie Stirn und Nacken, wobei die Bewegung vom Körper wegstreichend ausgeführt werden soll.

Wenn der Betreffende das Bewußtsein wiedererlangt hat, dann hören Sie mit den Kältebehandlungen auf. Andernfalls kann die Temperatur zu stark reduziert werden, mit einer Unterkühlung als Folge, die in diesem geschwächten Zustand so gefährlich ist, daß sie zum Tod führen könnte.

Homöopathische Behandlung
Geben Sie bei den gefährlichen Zuständen *Belladonna* oder *Glonoinum*. Sie werden, nachdem die Mittel verabreicht wurden, erleben, wie der Kranke rasch wieder zu sich kommt und sich meist ohne Rückfall erholt.

Glonoinum wird gegeben bei Bewußtlosigkeit oder bei rasenden Kopfschmerzen, als ob der Schädel platzt, besonders durch die geringste Erschütterung, und einem Gefühl, als ob der Kopf sehr groß wäre. Dabei ist der Hals wie zugeschnürt, so daß das Blut sich im Kopf staut. Der Kranke kann den Kopf nicht nach hinten beugen, weil dies starke Schmerzen verursacht.

● Dosierung: *GLONOINUM C 200*, 1 Gabe, bei Bewußtlosen Lippen und Nasenlöcher benetzen.
Meist ist keine Wiederholung nötig, wenn aber ein Stillstand eintritt oder die Kopfschmerzen schlimmer werden, kann das Mittel wiederholt werden.

Bei hochrotem Gesicht, starrem Blick, blutunterlaufenen Augen und pulsierenden Halsschlagadern kommt *Belladonna* in Frage. Auch hier sind wahnsinnige Kopfschmerzen vorhanden, die dadurch besser werden, daß der Kranke den Kopf in den Nacken legt. In diesem Stadium wird Belladonna helfen. Schreitet der Zusatnd weiter fort, dann ist *Glonoinum* angezeigt.

● Dosierung: *BELLADONNA C 200*, 1/2 stündlich 1 Gabe.

Andere Mittel
Auch Schlafen in der Sonne kann einen Sonnenstich auslösen. Beim Aufwachen fühlt man sich krank und beim Versuch aufzustehen wird einem schlecht. Die Farbe weicht aus dem Gesicht, es wird totenblaß. Gleichzeitig pulsiert das Blut im Kopf. Hier ist *Aconit* angezeigt.

● Dosierung: *ACONIT C 200*, 1 Gabe, eventuell nach einer halben Stunde wiederholen.

Verwirrung ist das hervorstechendste Merkmal bei einem anderen Sonnenstich-Zustand. Durch die Sonnenbestrahlung wird das Gesicht hochrot, der Kranke klagt über furchtbare, klopfende Kopfschmerzen, die Halsschlagader pulsiert kräftig. Dabei kommt es leicht zu Nasenbluten, was die Kopfschmerzen erleichtert. Hier wird *Melilotus* schnell Erleichterung bringen.

● Dosierung: *MELILOTUS C 200*, 1 Gabe, nach Bedarf wiederholen.

Eine *zittrige Schwäche* steht bei dem Sonnenstich im Vordergrund, der nach *Gelsemium* verlangt. Die Augenlider fallen vor Schwere fast zu. Ein benommen machender Kopfschmerz steigt von Hinterkopf und Nacken zu Stirn und Augen.

● Dosierung: *GELSEMIUM C 200*, 1/2 stündlich 1 Gabe.

Wenn es zu *Übelkeit und Erbrechen* kommt, müssen Sie Veratrum viride einsetzen. Ein weiterer Hinweis ist das kalte, bläuliche Gesicht, das auch von kaltem Schweiß bedeckt sein kann.

● Dosierung: *VERATRUM VIRIDE C 200*, 1/2 stündlich 1 Gabe.

Konstitutionelle Nachbehandlung ist erforderlich
Nach einem Sonnenstich wird das Opfer anschließend geschwächt und anfälliger für Krankheiten sein. Es muß sich deshalb schonen. Um sich schneller zu erholen und die Schwäche zu beseitigen (manchmal bleibt eine lebenslange Schwäche gegenüber Hitze zurück), ist eine homöopathische, konstitutionelle Nachbehandlung erforderlich, die gegen die Hitze widerstandsfähiger macht.

Hitzkrampf

Sie können einen Hitzekrampf vorbeugen, indem Sie die Ratschläge zur Akklimatisation befolgen.

Wer bei Hitze stark schwitzt und dann zusätzlich viel Salz zu sich nimmt, kann damit einen Hitzekrampf provozieren. Denn durch Anstrengung und Schwitzen wird das Salz wieder völlig ausgeschwemmt. In diesem Fall muß das ausgeschiedene Salz ersetzt werden.
Für den akuten Krampf wird *Magnesium phosphoricum* gegeben.

● Dosierung: *MAGNESIUM PHOSPHORICUM C 200*, 1 Gabe.

Geben Sie jetzt kein reines Salz, sondern Salz in potenzierter Form = *Natrium muriaticum*; denn das hat einige Vorteile:

1. Salz in niedriger Potenz kann vom Organismus schnell und ohne Nebenwirkungen aufgenommen werden.
2. Der Körper wird angeregt, das notwendige Salz aus der Nahrung zu ziehen.
3. Der Körper lernt es, mit Salz hauszuhalten und es nicht mehr in großen Mengen über Nieren und Schweißdrüsen auszuscheiden.
4. Die Geschmacksnerven, als genauester Meßanzeiger, können bestimmen, wieviel Salz der Körper wirklich benötigt.

● Dosierung: *NATRIUM MURIATICUM D 3 - 6*, 3–4 x täglich 1 Tablette.

Hitzschlag

Manche Menschen werden besonders leicht vom Hitzschlag getroffen:

– solche, die nicht an die Hitze gewöhnt sind,
– diejenigen, die viel schwitzen,
– Frauen verhältnismäßig häufiger als Männer.

Bei großer Hitze braucht der Körper mehr Flüssigkeit. Wenn der Körper mehr Flüssigkeit verliert, als ihm zugeführt wird, droht ein Hitzschlag. Der Ratschlag, mehr zu trinken, ist genauso fragwürdig wie die schon erwähnte Salzverabreichung bei Salzverlust. Ein indischer Spruch lautet: »Zuviel des Guten macht es zum Gift.«

Bei einem Gesunden ist der physiologische Durst der beste Maßstab für die benötigte Flüssigkeit. Der Organismus kann große Mengen Flüssigkeit gar nicht bei sich behalten und scheidet durch verstärktes Schwitzen und häufiges Wasserlassen alles schnell wieder aus. Das ist erstens unangenehm und zweitens belastet es unnötig den Körper.

Der Körper muß lernen, die Flüssigkeit bei sich zu behalten und sparsamer damit umzugehen.

Menschen, die selten Gelegenheit haben, größere Mengen Wasser zu sich zu nehmen (wie z.B. in der Wüste), lernen es zu speichern. Sie können den Magen bis an die Grenzen seiner Aufnahmefähigkeit mit Wasser füllen, ohne daß es gleich wieder ausgeschieden wird. Aber diese Technik verlangt eine längere Übungszeit in heißen Ländern.

Symptome: Der Hitzschlag, d.h. die zum Zusammenbruch führende Erschöpfung durch die Hitze, kann plötzlich oder langsam eintreten, so daß das Opfer am Ende kaum mehr die Kraft hat aufzustehen. Durch den Wasserverlust fühlt sich der Mensch müde, schwach und krank. Verliert der Körper immer weiter Flüssigkeit, wird er zunehmend entkräftet und kann kaum aus dem Bett aufstehen. Die Temperatur erhöht sich leicht. Wenn nicht baldigst die entsprechenden Maßnahmen ergriffen werden, führt der Hitzschlag zum Schock.

Folgende Faktoren erhöhen das Risiko:

- Anstrengung: Gefahr des Sonnenstichs,
- zu hohe Salzzufuhr: Gefahr des Schocks (Kollaps),
- Alkohol / Zigaretten / schwere Mahlzeiten   Gefahr des Schocks (Kollaps),

So kann z.B. die Arbeit an Fabriköfen sowie der Aufenthalt in überfüllten oder überheizten Räumen ebenfalls einen Hitzschlag auslösen.
Die Entwicklung bis zum Hitzschlag kann sich über mehrere Tage erstrecken. Manchmal sind die Anfangssymptome so leicht, daß ihnen keine Beachtung geschenkt wird. Dann kommt plötzlich der *Kreislaufkollaps:* Kalte, feuchte Haut bis hin zu reichlichen, kalten Schweißausbrüchen, Blässe, manchmal Erbrechen und Durchfall. Es können Krämpfe auftreten sowie eine vorübergehende Bewußtlosigkeit. Ohne Erste Hilfe kann ein Hitzschlag tödlich enden.

Allgemeine Maßnahmen
Bringen Sie den Erkrankten aus der Hitze oder Sonne, suchen Sie Schatten oder kühle Räume auf. Öffnen Sie die Kleidung und fächeln Sie dem Opfer Luft zu. Wischen Sie den Schweiß mit einem Handtuch von Stirn, Handflächen und Fußsohlen, wobei Sie *vom Körper weg* massieren. Diese Technik wirkt entkrampfend. Wenn der Bewußtlose nicht bald zu sich kommt, dann massieren Sie die Fußsohlen und Waden mit festem Druck zum Oberkörper hin, um zu tonisieren. Wenn das Opfer bei Bewußtsein ist, dann geben Sie, je nach Bedürfnis, etwas Kaltes oder Warmes schluckweise zu trinken (z.B. verdünnten Fruchtsaft oder Kaffee). Nachdem der Kranke wieder ganz zu sich gekommen ist, sollte er noch so lange liegenbleiben, bis er sich völlig erholt hat.

Homöopathische Behandlung
Wenn man sich durch die Umstellung auf die Hitze sehr strapaziert fühlt und schon die geringste Anstrengung an den Kräften zehrt, braucht man *Natrium muriaticum.*

● Dosierung: *NATRIUM MURIATICUM C 200,* 1 Gabe.

Wenn aber die Erschöpfung durch Hitze mit hoher Luftfeuchtigkeit bedingt ist,

kommt *Natrium sulfuricum* in Frage.
- Dosierung: *NATRIUM SULFURICUM C 200,* 1 Gabe.

Diejenigen, die in der glühenden Mittagshitze eine größere Anstrengung unternommen haben und sich wie ausgelaugt fühlen, brauchen *Natrium carbonicum.*
- Dosierung: *NATRIUM CARBONICUM C 200,* 1 Gabe.

Durch schweres, fettes Essen – *Pulsatilla.*
- Dosierung: *PULSATILLA C 200,* 1 Gabe.

Kollapsphase: Hier sind die wichtigsten Mittel: Veratrum album, Carbo vegetabilis, Cuprum metallicum (siehe unter »Kollaps bei Vergiftungen« – S. 41)

Insektenstiche und -bisse

Mücken-, Bremsen-, Grasmilbenstiche
Die Stiche können schmerzhaft sein, furchtbar jucken und unter Umständen noch wochenlang lokale Schwellungen und Entzündungen hinterlassen.
- Behandlung: *LEDUM C 200,* 1 Gabe innerlich, äußerlich nach Bedarf.

Bienen-, Wespen- und Hornissenstiche
Allgemeine Maßnahmen
Entfernen Sie den Stachel sofort, indem Sie ihn vorsichtig mit dem Fingernagel oder einem Messerblatt zurückschaben bzw. herausdrücken. Versuchen Sie nicht, den Stachel mit den Fingernägeln oder einer Pinzette herauszuziehen, denn dabei wird noch mehr Gift in die Wunde gepreßt.

Homöopathische Behandlung
Salz ist meines Wissens das beste Mittel, um Schmerzen und Schwellungen zum Abklingen zu bringen. Es hat den Vorteil, daß es im Haus immer zur Hand ist. Bedecken Sie den Stich mit Salzwasser-Umschlägen oder betupfen Sie ihn immer wieder mit Salzwasser. Ein altes Hausmittel ist die Zwiebel.

Wenn Sie *NATRIUM MURIATICUM D 3* äußerlich auftragen, hilft dies noch schneller.

Falls Sie sich gerade in der freien Natur oder im Garten aufhalten und gestochen werden, so sollten Sie für diesen Fall einige Pflanzen kennen, die auch sehr gut helfen. Es handelt sich dabei um die Ackerdistel (Cirsium arvense), Frauenmantel, Johanniskraut(öl) und Spitzwegerich. Die Blätter der Pflanze werden zerrieben und der Stich mit dem austretenden Saft betupft oder das zerriebene Blatt aufgelegt.

Da der Mensch durch das passende homöopathische Mittel gegen das Insekten-gift desensibilisiert wird, geben Sie zusätzlich immer:

nach Bienenstichen	1 Gabe *APIS C 200,*
nach Wespenstichen	1 Gabe *VESPA C 200,*
nach Hornissenstichen	1 Gabe *VESPA C 200.*

Bie stärkeren Entzündungen können Sie das Mittel alle 2-6 Stunden wiederholen

Symptome des anaphylaktischen Schocks
Diese treten sehr schnell nach dem Stich auf. Es hadelt sich um: erschwerte At-mung, Unruhe, bläulich-livide Hautverfärbung, Husten, Kopfschmerzen, eventu-ell Bewußtlosigkeit.

Behandlung: Bei einem anaphylaktischen Schock werden die oben genannten Mittel das Opfer schnell aus dem Zustand herausholen.

Dosierung: Das entsprechende Mittel alle 15 - 30 Minuten wiederholen.
Nachbehandlung: Bei geistiger Verwirrtheit, Schwäche und Unruhe: *ARSENI-CUM ALBUM*

● Dosierung: *ARSENICUM ALBUM C 200,* 1 Gabe, anfangs alle 2 Stunden.

Bei Herzsymptomen, bläulicher Gesichtsfarbe und bläulicher Einstichstelle: La-chesis.

● Dosierung: *LACHESIS C 200,* 1 Gabe täglich.

Zecken

Durch den Biß einer Zecke kann es zu einer Gehirnhautentzündung oder der Ly-me-Krankheit kommen; allerdings kommen die virulenten Zecken nur in be-stimmten Gebieten Europas vor, z.B. im Bayerischen Wald und in Österreich be-sonders in Kärnten.

Allgemeine Maßnahmen
Die Zecke niemals mit Gewalt entfernen. Wenn der Kopf abreißt, kann es zu Ent-zündungen kommen. Drehen Sie die Zecke vorsichtig linksherum heraus, dabei den Zeckenhinterleib nicht drücken, bzw. verletzen..

Homöopathische Prophylaxe
Erkundigen Sie sich auf dem für Ihren Landkreis zuständigen Gesundheitsamt wieviele Gehirnhautentzündungen nach Zeckenbissen in letzter Zeit aufgetreten sind. In der Regel sind Kinder weniger gefährdet als Erwachsene und homöopa-thisch behandelte Menschen so gut wie gar nicht.

Zeckenbißfiebernosode C oder D 200 in der Doppelgabe (1-3 Globuli oder Tropfen geben und nach 5 Minuten wiederholen) schützt bis zum nächsten Sommer ca. 1 Jahr. Man kann das Mittel auch noch bis zu 6 Stunden nach einem Zeckenbiß geben.

Achtung: Am Tag der Prophylaxe sollten Sie ganz gesund sein. Sie dürfen nicht den geringsten Infekt, Magen-Darm-Beschwerden, Kopfschmerzen oder allgemeine Niedergeschlagenheit haben. Wenn Sie sich in einer homöopathichen Behandlung befinden, müssen Sie mindestens 3 Tage vorher das Mittel absetzen und dürfen frühestens 4 Tage später, besser noch eine Woche später mit der Behandlung anfangen.

Dieses Mittel hilft auch bei den Folgen einer allopathischen Zeckenimpfung, über deren Gefährlichkeit inzwischen auch in den Medien berichtet wurde. Die Wahrscheinlichkeit durch eine Impfung eine Gehirnhautentzündung zu bekommen, ist größer als durch einen Zeckenbiß.

Lyme Krankheit (Borreliose): Diese Krankheit wird auch durch Zecken übertragen. Sie ist schlimmer, da sie allopathisch kaum zu behandeln ist und es keinen Schutz gibt. Es kann zu Rheuma, Lähmung der Gesichtsnerven, Herzmuskel- und Rückenmarksentzündungen und Gelenkszerfall kommen. Die Spätfolgen ähneln denen der Syphilis.

Die Zeckenbißnosode scheint auch vor der Lymekrankheit zu schützen, jedenfalls ist uns bisher noch keine Folgekrankheit mitgeteilt worden.

Wer allerdings ganz sicher gehen möchte, kann die Borrelia-Nosode als Prophylaxe benutzen. (Anwendung s.o.).

Wanzen, Läuse, Flöhe, Krätzemilben:
Siehe Roy »Selbstheilung durch Homöopathie«.

Angina pectoris

Die Angina Pectoris (angina = Enge, pectus = Brust) zeichnet sich durch einen anfallsweise auftretenden Schmerz aus, der vom Herzen ausgeht und in die linke Schulter, die Arme, den Oberbauch und den Nacken ausstrahlen kann.

Die Ursache kann organisch oder funktionell bedingt sein. Bei ersterer spielt vor allem die Verengung der Herzkranzgefäße infolge Verkalkung eine Rolle. Unter körperlicher Belastung können die Herzmuskeln nicht mehr mit genügend Sauerstoff von den verkrampften, verkalkten Gefäßen versorgt werden.

Bei der funktionellen Angina pectoris sind die Krämpfe der Herzkranzgefäße infolge langandauernder körperlicher Überanstrengung, schweren seelischen Erschütterungen, Nervosität, Hysterie oder Tabakvergiftung die Ursache. Eine Differenzierung der jeweiligen Form ist durch das EKG möglich.

Bei der Behandlung von Angina pectoris sehen wir wieder die Bedeutung des Individualisierens, die eine echte Heilung erst durch ein individuelles Mittel ermöglicht. Alle schematischen Behandlungsversuche können nur palliativ wirken. Die Homöopathie behandelt nicht primär "Angina pectoris", sondern die einzigartige Art und Weise, wie sie sich bei einem bestimmten Menschen äußert. Wenn die Schmerzen in die linke Halsseite ausstrahlen, dann ist ein anderes Mittel angezeigt, als wenn sie sich in den linken Arm erstrecken. Das Symptom "Schmerzen im linken Arm" führt allein auch noch nicht zum richtigen Mittel, jetzt muß man weiter differenzieren. Es können andere Empfindungen, wie Taubheits- oder Gürtelgefühl, Kollapserscheinungen oder Todesangst den Herzanfall begleiten. Einige Gaben des richtigen homöopathischen Mittels bringen schnell Linderung. Aber die ärztliche Überwachung des Kranken und eine Behandlung der verkalkten Gefäße sind erforderlich, da ein Herzinfarkt drohen kann.

In der Allopathie werden Nitroglycerin und Amylnitrit (Amylum nitrosum) als universelle gefäßerweiternde Mittel bei Angina pectoris eingesetzt. Sie wirken dem Engezustand der Blutgefäße entgegen, also genau im Sinne des allopathischen Prinzips. Von einer wirklichen Heilung können wir in so einem Fall nicht sprechen, denn es liegt in der Natur der Dinge, daß alles, was mit Gewalt erreicht wurde, wieder zurückkehrt. Und so ist es hier auch: die Attacken kommen in periodischen Abständen wieder, bis die Medikamente nicht mehr helfen.

Wenn nun die Homöopathen den Zustand heilen wollen, brauchen sie Mittel, die durch Arzneimittelprüfungen am Gesunden gezeigt haben, daß sie einen ähnlichen Krampfzustand des Herzens produzieren können. Durch diese Heilmittel wird der Organismus in die Lage versetzt, mit solchen Krampfzuständen richtig umzugehen. Die Aktivierung der Selbstheilungskräfte löst einen Lernprozeß aus und bewirkt echte Heilung, wodurch die Krämpfe nicht mehr entstehen können. Selbstverständlich ist aber sowohl bei der organischen als auch der funktionellen Angina pectoris eine gründliche Nachbehandlung durch einen erfahrenen Homöopathen erforderlich.

Wie lange ein Lernprozeß mit Hilfe homöopathischer Mittel dauert, ist davon abhängig, inwieweit die Krankheit vernachlässigt bzw. unbeachtet gewesen ist. In einem Notfall geht es aber darum, lebensrettende Maßnahmen schnell und sicher einzusetzen. Besonders wenn Sie sich der Lage nicht gewachsen fühlen, sollten Sie immer undogmatisch und frei von Vorurteilen die Therapie wählen, mit der Sie sich vertraut fühlen und von der Sie überzeugt sind, den Notfall damit meistern zu können.

Es gibt leider unter den Nichthomöopathen die weitverbreitete Auffassung, homöopathische Mittel würden bei hochakuten Prozessen nicht schnell genug helfen, weshalb man sie am besten nur bei harmlosen Krankheiten einsetzen sollte. Wer einmal erlebt hat, wie schnell das richtige homöopathische Mittel wirkt, weiß, daß es in der Schnelligkeit seiner Wirkung durchaus Nitroglycerin übertreffen kann, besonders bei funktionellen Angina pectoris-Anfällen.

Allgemeine Maßnahmen
Bei organischer (im Gegensatz zu funktionell-nervaler) Angina pectoris ist Bettruhe ein Muß. Der Kranke soll keine Nahrung zu sich nehmen, bis er sich fit fühlt und der gesunde Appetit zurückgekehrt ist. Flüssigkeit kann nach Bedarf getrunken werden. Auch in den dem Anfall folgenden Tagen sind Anstrengungen zu vermeiden.

Der Kranke darf nur leichte Kost zu sich nehmen. Salz und Zucker werden für mindestens eine Woche vom Speisezettel gestrichen. Kaffee, Alkohol und Zigaretten sind strengstens verboten. Es hängt von dem Zustand des Herzens ab, wie lange welche Maßnahmen erforderlich sind.

Angina pectoris-Anfall durch Anstrengung:
Ein schlecht trainiertes Herz wird eine ungewöhnliche Anstrengung nicht vertragen können. Das, was einem Menschen heute vielleicht nichts ausmacht, kann morgen eine große Anstrengung sein, wenn noch andere Faktoren zusammentreffen.
Wenn ein Mensch beim Sport plötzlich mit großen Schmerzen in der Brust auf den Boden stürzt, wird Arnica helfen. Auch wenn die Umstehenden oder Sie als Behandler der Ansicht sind, daß eine so geringe Anstrengung (z. B. Golfspielen) doch nicht die Ursache für einen Angina pectoris-Anfall sein kann, ist dennoch Arnica das richtige Mittel. Die bildhafte Beschreibung soll Ihnen helfen, unter den gegebenen Umständen Arnica zu erkennen.

Der Betroffene fällt unter großen Schmerzen zu Boden und kann sich kaum bewegen. Mit der rechten Hand preßt er sich den linken Ellbogen an die Brust. Die Schmerzen sind nämlich am linken Ellbogen besonders schlimm.

Arnica ist besonders wichtig bei Menschen, die lange Jahre nicht mehr trainiert haben.

Bitte vergessen Sie nicht die allgemeinen Maßnahmen, da der Arnica-Mensch dazu neigt, alles herunterzuspielen. Er wird sonst zu früh aufstehen wollen.
● Dosierung: *ARNICA C 200*, 1 Gabe 1/2 stündlich.

Bei einem gesunden, kräftig aussehenden Menschen
Ein kräftig aussehender Mensch, der sich einer guten Gesundheit erfreut und dessen Herz ohne Probleme gearbeitet hat, wird aus heiterem Himmel von Brustkrämpfen überfallen. Heftige Schmerzen schießen in seinen linken Arm oder strahlen nach allen Richtungen. Der Mensch glaubt, seine Todesstunde habe geschlagen und versichert den Umstehenden, daß er jede Sekunde sterben werde. Sein ganzer Körper ist von kaltem Schweiß bedeckt, er leidet furchtbare Qualen, stöhnt laut vor Schmerzen und wälzt sich hin und her.

● Dosierung: *ACONIT C 200*, 1 Gabe 1/2 stündlich.

Bei einem schwachen, kränkelndem Menschen

Arsenicum album paßt für den von vornherein geschwächten Menschen, der durch die Herzschmerzen zusehends entkräftet wird und nur sehr oberflächlich atmen kann. Die Herzschmerzen sind eher brennend und am schlimmsten um oder nach Mitternacht. Der Kranke friert furchtbar, er kann es nicht warm genug haben. Der Schmerzanfall macht ihn sehr ungeduldig, aber durch die geringste Bewegung bekommt er schlecht Luft. Es dauert dann lange bis er sich erholt. Er ist voller Furcht und glaubt, jeden Moment ohnmächtig zu werden.

Arsenicum album hat das typisch hippokratische Aussehen: Das Gesicht ist eingefallen und sieht spitz aus, die Angst hat sich in die Gesichtszüge eingeprägt. Bei Arsen ist es wichtig, die Nachbehandlung nicht zu vergessen.

● Dosierung: *ARSENICUM ALBUM C 200*, 1 GABE 1/4 - 1/2 stündlich.

Eine eiserne Faust packt das Herz

Derjenige, der eine Herzattacke (möglicherweise ausgelöst durch Liebeskummer) bekommt und das Gefühl hat, sein Herz werde von einer eisernen Faust gehalten, braucht *Cactus*.

Diese Empfindung kann unterschiedlich ausgedrückt werden, z. B. »als ob ein eiserner Gurt das Herz an seinen normalen Bewegungen hindere« oder »als ob das Herz heftig zusammengepreßt wird und genauso heftig versucht, die Fesseln zu sprengen«.

● Dosierung: *CACTUS C 200*, 1/4 stündlich 1 Gabe.

Wie gelähmt vor Schmerzen

Diese Herzattacke kommt ganz plötzlich mit einem Aufschrei, als ob ein Dolch ins Herz gestoßen würde. Der Schmerz nimmt dem Kranken den Atem und lähmt ihn. Die Herzschmerzen schießen zur Achsel und in die Finger der linken Hand, dabei fühlt sich alles taub und gelähmt an. Die Hand ist kalt wie Marmor und auf den Gesichtszügen spiegelt sich die Angst wider.

● Dosierung: *LATRODECTUS MACTANS C 200*, 1 Gabe 1/4 stündlich.

Durch schweres Essen

Nach einem schweren Festmahl mit den verschiedensten Gängen und reichlichen, blähenden Speisen wacht der Herzkranke in der Nacht plötzlich mit einem Angina-pectoris-Anfall auf. Er steht auf, japst vor Anstrengung nach Luft, torkelt vor Schmerzen und fällt auf den Boden. Diese Schmerzen strahlen zum Schlüsselbein aus oder zum Magen.

● Dosierung: *CRATAEGUS D 1 - D 6*, je nach Bedarf 1 oder mehrere Gaben, löst meist die Schmerzen unter reichlichem Aufstoßen. Wiederholen Sie das Mittel bei Rückkehr der Schmerzen.

Literaturverzeichnis:

- Clarke, John Henry, *A Dictionary of Practical Materia Medica*,
  The Homoeopathie Publishing Company, London 1902
- Hering, Constantin, *The Homoeopathic Domestic Physican*,
  Dr. Sarin Agencies, New Delhi 1980
- Mirkin/Hoffmann, *The Sports Medicine Book*,
  Little, Brown and Company, Boston/Toronto
- Roy, Ravi, *Homöopathischer Ratgeber für eine Zukunft mit Radioaktivität*,
  Lage & Roy, Buchvertrieb., Hörnleweg 36, 8110 Murnau
- Dean T. Smith, *Before and After Surgical Operations*,
  B. Jain Publishers, New Delhi, Indien.
- Aaron, Harold & Lipman, Marvin, *The Medicine Show*,
  Consumers Union.

Notizen:

Beratungsstellen bei Vergiftungen mit Tag- und Nachtdienst

1000 Berlin 19
Reanimationszentrum Med. Klinik
und Poliklinik der Freien Universität Berlin im
Klinikum Charlottenburg
Spandauer Damm 130
Tel. (030) 30 35/466, 2215/436
Zentrale: 3035-1

1000 Berlin 19
Beratungsstelle für Vergiftungserscheinungen
Universitäts-Kinderklinik
Heubnerweg 6
Tel. (030) 3023022

5300 Bonn
Universitäts-Kinderklinik
Informationszentrale
gegen Vergiftungen
Adenauerallee 119
Tel. (0228) 2606211

3300 Braunschweig
Med. Klinik des Städt. Krankenhauses
Salzdahlumer Straße 90
Tel. (0531) 62290

2800 Bremen 1
Zentralkrankenhaus
Med. Intensivstation
St.-Jürgen-Straße
Tel. (0421) 4975268

6700 Ludwigshafen
Entgiftungszentrale
der I. Med. Klinik
der Städt. Krankenanstalt
Bremserstraße 79
Tel. (0621) 503431
Zentrale 5031

6500 Mainz
Zentrum für Notfalltherapie
Entgiftung und Giftinformation
II. Medizinische Universitätsklinik
Langenbeckstraße 1
Tel. (0631) 232466, 172418
Zentrale: 171

8000 München 80
Giftnotruf München
Toxikologische Abteilung
der II. Medizinischen Klinik
rechts der Isar
der Techn. Universität München
Ismaninger Straße 22
Tel. (089) 41402211
Labor: 41402246
(nur Tagdienst)
Zentrale: 41401

4400 Münster
Medizinische Klinik und Poliklinik
Albert-Schweitzer-Straße 33
Tel. (0251) 836245
oder 831 (Vermittlung)
Spezielle toxikologische Fragen:
Institut für Pharmakologie und
Toxikologie der Westfälischen
Wilhelms-Universität
Domagkstraße 12
Tel. (0251) 835510

7800 Freiburg
Vergiftungsinformationszentrale
der Universitäts-Kinderklinik
Mathildenstraße 1
Tel. (0761) 270/4361
Pforte: 270/4301
Klinikzentrale: 2701

2000 Hamburg 60
Gift-Informationszentrale des Allgem. Krankenhauses Barmbek,
I. Medizinische Abteilung
Rübenkamp 148
Tel. (040) 6385345/346

5650 Homburg (Saar)
Vergiftungsinformationszentrale
der Universitäts-Kinderklinik im
Landeskrankenhaus
Tel. (06841) 162257/162846
Zentrale: 161

2300 Kiel 1
Zentralstelle der Beratung bei
Vergiftungsfällen
I. Medizinische Universitätsklinik
Schittenhelmstraße 12
Tel. (0431) 5974268
Klinikum Zentrale: 5971
Pförtner: 597/2444/2445

5400 Koblenz
Städtische Krankenanstalten
Kemperhof, I. Med. Klinik
Koblenzer Straße 115-155
Tel. (0261) 499-1
App. 648/Erwachsene
App. 676/Kinder

8500 Nürnberg 5
Klinikum der Stadt Nürnberg
II. Med. Klinik
Toxikologische Abteilung
Flurstraße 17
Tel. (0911) 3982451

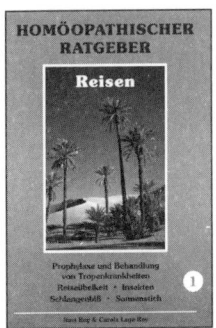

HOMÖOPATHISCHER RATGEBER

Reisen

Prophylaxe und Behandlung
von Tropenkrankheiten
Reiseübelkeit • Insekten
Schlangenbiß • Sonnenstich

Ravi Roy & Carola Lage-Roy

1

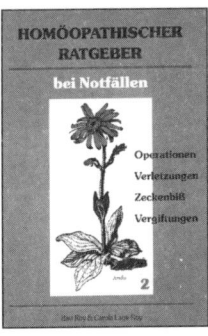

HOMÖOPATHISCHER RATGEBER

bei Notfällen

Operationen
Verletzungen
Zeckenbiß
Vergiftungen

Ravi Roy & Carola Lage-Roy

2

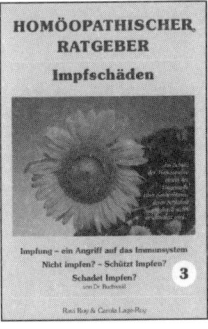

HOMÖOPATHISCHER RATGEBER

Impfschäden

Impfung – ein Angriff auf das Immunsystem
Nicht impfen? – Schützt Impfen?
Schadet Impfen?
von Dr Buchwald

Ravi Roy & Carola Lage-Roy

3

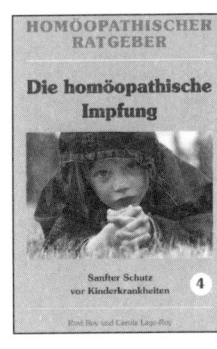

HOMÖOPATHISCHER RATGEBER

Die homöopathische Impfung

Sanfter Schutz
vor Kinderkrankheiten

Ravi Roy und Carola Lage-Roy

4

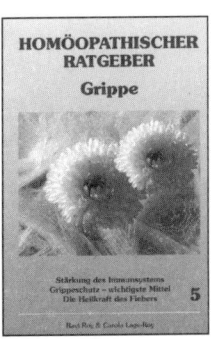

HOMÖOPATHISCHER RATGEBER

Grippe

Stärkung des Immunsystems
Grippeschutz – wichtigste Mittel
Die Heilkraft des Fiebers

Ravi Roy & Carola Lage-Roy

5

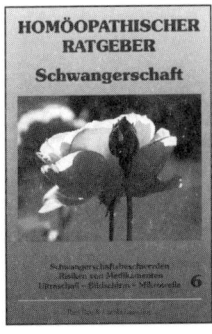

HOMÖOPATHISCHER RATGEBER

Schwangerschaft

Schwangerschaftsbeschwerden
Ängsten und Heilbehandlung
Ultraschall – Bildsektions – Mißstände

Ravi Roy & Carola Lage-Roy

6

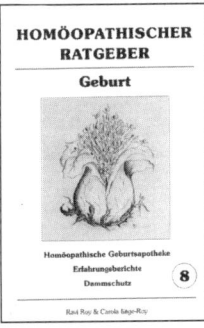

HOMÖOPATHISCHER RATGEBER

Geburt

Homöopathische Geburtsapotheke
Erfahrungsberichte
Dammschutz

Ravi Roy & Carola Lage-Roy

8

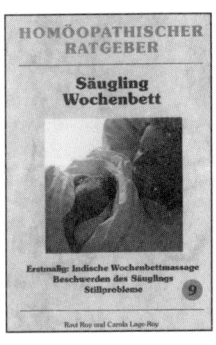

HOMÖOPATHISCHER RATGEBER

Säugling Wochenbett

Erstmalig: Indische Wochenbettmassage
Beschwerden des Säuglings
Stillprobleme

Ravi Roy und Carola Lage-Roy

9

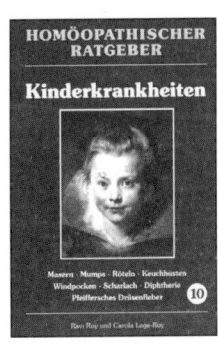

HOMÖOPATHISCHER RATGEBER

Kinderkrankheiten

Masern • Mumps • Röteln • Keuchhusten
Windpocken • Scharlach • Diphtherie
Pfeiffersches Drüsenfieber

Ravi Roy und Carola Lage-Roy

10

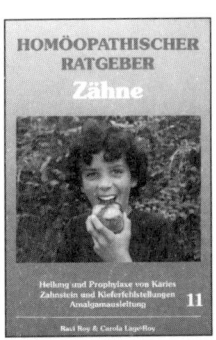

HOMÖOPATHISCHER RATGEBER

Zähne

Heilung und Prophylaxe von Karies
Zahnstein und Kieferfehlstellungen
Amalgamausleitung

Ravi Roy & Carola Lage-Roy

11

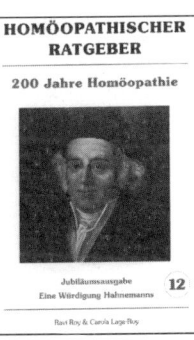

HOMÖOPATHISCHER RATGEBER

200 Jahre Homöopathie

Jubiläumsausgabe
Eine Würdigung Hahnemanns

Ravi Roy & Carola Lage-Roy

12

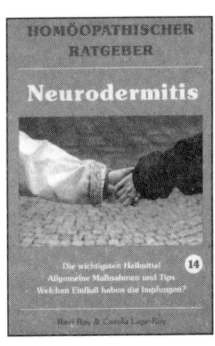

HOMÖOPATHISCHER RATGEBER

Neurodermitis

Die wichtigsten Heilmittel
Allgemeine Maßnahmen und Tips
Welchen Einfluß haben die Impfungen?

Ravi Roy & Carola Lage-Roy

14

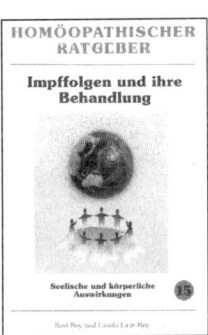

HOMÖOPATHISCHER RATGEBER

Impffolgen und ihre Behandlung

Seelische und körperliche
Auswirkungen

Ravi Roy und Carola Lage-Roy

15

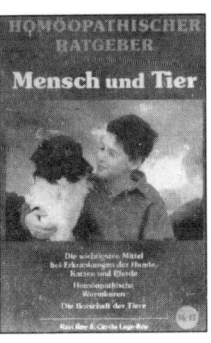

HOMÖOPATHISCHER RATGEBER

Mensch und Tier

Die wichtigsten Mittel
bei Erkrankungen der Hunde,
Katzen und Pferde
Homöopathische
Wurmkuren
Die Botschaft der Tiere

Ravi Roy & Carola Lage-Roy

16/17

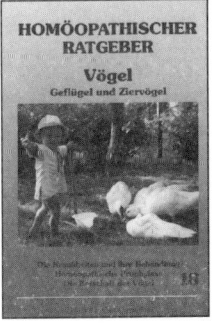

HOMÖOPATHISCHER RATGEBER

Vögel
Geflügel und Ziervögel

Die wichtigsten und ihre Behandlung
Homöopathische Prophylaxe
Die Botschaft der Vögel

18

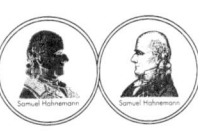

Samuel Hahnemann   Samuel Hahnemann

—— EMPFEHLENSWERTE LITERATUR ——

Nr. 1 REISEN, AUCH TROPENREISEN ISBN-3-929108-01

Dieser handliche Ratgeber für „Reisen, auch Tropenreisen" gibt Tips bei vielen gesundheitlichen Problemen, die während einer Reise auftreten können. Der Bereich „Tropenreisen" wird besonders ausführlich behandelt. Angefangen von Vorbereitungsmaßnahmen für Ihre Reise, die Zusammenstellung Ihrer homöopathischen Reiseapotheke, homöopathische Impfungen z.B. Gelbfieber, Typhus, Polio, Cholera, besonders die wichtige Malaria-Prophylaxe, die Behandlung von Tropenkrankheiten bis hin zu Ernährungsratschlägen für tropische Länder sind alle Themen kurz und bündig geschildert. Die homöopathische Prophylaxe bietet einen sicheren und sanften Schutz, frei von Nebenwirkungen und gesundheitlichen Beeinträchtigungen. (30 Seiten)
Weiteres aus dem Inhalt:
Reiseübelkeit, Jetlag, Flieger- und Seekrankheit, Vergiftungen, Durchfall durch verdorbenes Wasser, Höhenkrankheit, giftige Pflanzen, Schlangenbisse, Sonnenstich, Schutz vor Gehirnhautentzündung und Borreliose nach Zeckenbiß

Nr. 3 IMPFSCHÄDEN ISBN-3-929108-03-8

Eine Impfung stellt immer einen Anschlag auf das menschliche Immunsystem dar und kann zu schweren gesundheitlichen Schäden führen. Diese möglichen Impffolgen werden ausführlich u.a. von Dr. Buchwald geschildert und statistisch erfaßt. Aus homöopathische Sicht wird aufgezeigt, wie sich die herkömmliche Impfung auf unseren Organismus auswirkt. Wir möchten vor allem Eltern darüber aufklären, was sie über die Impfung und ihre Kontraindikationen wissen sollten. Auch werden bereits Impfgeschädigte über rechtliche Möglichkeiten informiert. (72 Seiten)
Weiteres aus dem Inhalt:
Impfungen können die homöopathische Behandlung blockieren, Impfblockaden, schwere Impfschäden (Dr. Buchwald), Risiken des Tine-Test, Impfstoffzusätze und Impffolgen, Rechtshilfe

Nr. 4 DIE HOMÖOPATHISCHE IMPFUNG ISBN-3-929108-04-6

Das Thema Impfen und die oft schlimmen Folgen werden uns immer bewußter. Viele Eltern möchten ihre Kinder nicht mehr dem hohen Risiko von Neben-wirkungen und dauerhaften Schädigungen durch die Impfungen aussetzen. Andererseits wollen sie ihre Kinder auch nicht ungeschützt lassen. Die Homöopathie bietet eine bewährte Alternative für einen sanften Schutz vor Kinderkrankheiten (Scharlach, Keuchhusten, Polio, Röteln, Masern, Mumps) durch Nosoden, Hauptmittel und spezielle Epidemiemittel. Es wird genau erläutert, wie die homöopathische Impfung durchzuführen ist. (36 Seiten)
Weiteres aus dem Inhalt:
Schutz vor Tetanus, Hintergründe zur Hib-Impfung, Appelle gegen die Impfpflicht, Impffragebogen, Folgen einer MMR-Impfung, Bildung von Diphtherie-Antitoxinen nach homöopathischer Impfung

EMPFEHLENSWERTE LITERATUR

Nr. 5 GRIPPE   ISBN-3-929108-05-4

Hier geht es um die Behandlung der echten Grippe (Influenza), die einen wesentlich schwereren Krankheitsverlauf hat als eine normale Erkältung. Eine wichtige Voraussetzung liegt in der Stärkung des Immunsystems. Der homöopathische Grippeschutz, Ernährungs- und Verhaltensratschläge, die Rolle des heilsamen Fiebers, die sanfte und nebenwirkungsfreie Grippe-Behandlung sowie die Nachbehandlung werden in diesem Ratgeber erläutert. (39 Seiten)
Weiteres aus dem Inhalt :
Zungendiagnostik zur Mittelwahl; Wesen des tuberculinischen Miasma; Risiken der Grippe-Schutzimpfung

Nr. 6 SCHWANGERSCHAFT   ISBN-3-929108-06-2

Durch die heutige Medizin fühlen sich schwangere Frauen in zunehmendem Maß verunsichert. Gerade in der sanften und nebenwirkungsfreien Schwanger-schaftsbehandlung liegt eine Domäne der Homöopathie. Es können eigene Schwächen bearbeitet werden, um dem Kind eine gesunde Basis für das Leben zu bieten. Auch befaßt sich die Broschüre mit den am häufigsten von schwangeren Frauen gestellten Fragen. Medikamente und ihre möglichen Folgen, z.B. Schädigung des Embryos, werden übersichtlich aufgeführt. (33 Seiten)
Weiteres aus dem Inhalt:
Häufige Schwangerschaftsbeschwerden wie Zahnschmerzen und Durchfall; Risiken von Routineuntersuchungen, Ultraschall, Mikrowelle und Bildschirmar-beit; Ernährung; Fallbeschreibungen: Placenta praevia und Unterversorgung des Foetus

Nr. 8 GEBURT   ISBN-3-929108-08-9

Der Wunsch nach einer natürlichen Geburt setzt sich immer mehr durch. Dieser Ratgeber möchte werdenden Müttern, sowie auch Hebammen und Geburtshelfern die nötigen Informationen geben, um diese Vorstellungen Wirklichkeit werden zu lassen. Die Homöopathie steht hier hilfreich zur Seite. Besonders ausführlich wurde die Behandlung der „Eklampsie" geschildert. (40 Seiten)
Weiteres aus dem Inhalt:
Ernährung, Geburtsphasen, Hausgeburt, Gefahren der Routinemaßnahmen, Dammschutz, Kaiserschnitt, Steißlage, Wehenschwäche, Ultraschall, Toxoplas-moseschutz, Erfahrungsbericht

———— EMPFEHLENSWERTE LITERATUR ————

Nr. 9 SÄUGLING - WOCHENBETT   ISBN-3-929108-09-7

Dieser Ratgeber wendet sich vor allem an junge Mütter und Väter sowie Hebammen und Geburtshelfer, die der jungen Familie zur Seite stehen möchten. Alle wichtigen Phasen, Probleme und Krankheitszustände des Neugeborenen und der Wöchnerin sind umfassend beschrieben. Die Themen „Blähungen" und „Stillen" und die damit verbundenen Probleme werden ausführlich behandelt. Die „Indische Wochenbettmassage" wird hier erstmals beschrieben. Sie stellt eine wertvolle Hilfe für die Wöchnerin nach der Geburt dar. (160 Seiten)

Weiteres aus dem Inhalt:
Nachwehen, Wochenbettfluß, Gebärmutterrückbildung, Wochenbettdepression, Brustentzündung, Ernährung, Durchfall, Verstopfung, Urinverhalten, geburtsbedingte Verletzungen, der Nabel, Blähungen und Schlafstörungen des Säuglings, Gelbsucht, Erbrechen, Krämpfe, Schnupfen, Wundsein, Routineuntersuchungen, die „Öleinreibung für das Baby"

Nr. 10 KINDERKRANKHEITEN   ISBN-3-929108-10-0

Kinderkrankheiten dienen dazu, das Leben besser zu meistern und stärken das Selbstvertrauen. Dieser Ratgeber möchte Eltern und Therapeuten helfen, Kinderkrankheiten richtig zu verstehen und sie befähigen, den Heilungsprozeß mit homöopathischer Hilfe zu unterstützen. Empfehlenswert zu diesem Ratgeber ist die Broschüre „Homöopathische Impfung". (32 Seiten)

Weiteres aus dem Inhalt :
Scharlach, Masern, Windpocken, Röteln, Mumps, Diphtherie, Keuchhusten, Pfeiffer'sches Drüsenfieber

Nr. 12 200 JAHRE HOMÖOPATHIE   ISBN-3-929108-12-7

„Similia similibus curantur" - Ähnliches wird mit Ähnlichem geheilt!
In dieser Jubiläumsausgabe zum 200jährigen Bestehen der Homöopathie wird das Lebenswerk von Samuel Hahnemann gewürdigt. Sein schwerer und fruchtbarer Weg vom Arzt zum Begründer der Homöopathie wird hier dargestellt. Hahnemann hatte es sich zur Lebensaufgabe gemacht hatte, eine Heilmethode zu entwickeln, die in der Lage ist, kranke Menschen schnell, sicher, sanft und dauerhaft zu heilen. (48 Seiten)

Weiteres aus dem Inhalt :
Lebensstationen, seine Ehe mit Melanie, berühmte Schüler Hahnemanns, homöopathische Anekdoten, Psychotherapie und Ähnlichkeitsgesetz

Nr. 14 NEURODERMITIS   *ISBN-3-929108-14-3*

Die Neurodermitis hat sich in den letzten Jahren in einem erschreckenden Ausmaß verbreitet. Vor allem Kinder leiden oft sehr stark daran. Die Homöopathie bietet Möglichkeiten, dieses als schwer heilbar geltende Leiden zu lindern und zu heilen. Auf den Einfluß von Impfungen, besonders der Polioimpfung, wird ausführlich eingegangen. (32 Seiten)
Weiteres aus dem Inhalt:
Allgemeine Maßnahmen und Tips, wichtigste Mittel bei Neurodermitis, Zusätze in Lebensmitteln als Allergieauslöser, Interview: Homöopathie und klinische Ökologie; Erfahrungsberichte

Nr. 15 IMPFFOLGEN UND IHRE BEHANDLUNG *ISBN-3-929108-15-1*

Eine hochinteressante Lektüre für alle Menschen, welche die Polio- und Tetanusimpfung bekommen haben. Zum ersten Mal wird beschrieben, wie man mit Hilfe der homöopathischen Nosoden-Therapie Rückschlüsse auf die Auswirkungen der Impfungen, und zwar auf den seelischen Bereich, ziehen kann. Viele Impfschäden werden als „leicht" bezeichnet und sind daher kaum zu beweisen. Dieses Heft möchte nun über die Möglichkeiten der Behandlung von Impfschäden mit Hilfe der Homöopathie informieren. Die Rolle der Impfnosoden als wichtige Konstitutionsmittel wird besonders ausführlich behandelt. (56 Seiten)
Weiteres aus dem Inhalt:
Neue Arzneimittelprüfungen: Polio- und Tetanusnosode; Impfschäden wie z.B. Allergien, Neurodermitis, Autismus; BCG-Impfung; Neues über Pasteur

Nr. 16 MENSCH UND TIER   *ISBN-3-929108-16-X*

Dieser Ratgeber wird alle Tierfreunde erfreuen. Es geht hier um die homöopathische Behandlung von Hunden, Katzen und Pferden. Nicht nur die wichtigsten Katzen- und Hundekonstitutionstypen werden herausgearbeitet, sondern auch die Möglichkeit einer tiereiweißarmen Ernährung erläutert, die Impffrage und Wurmtherapie aus anderem Blickwinkel gesehen, über eine Begleittherapie bei Kastration und Sterilisation und das Vermeiden von Verhaltensstörungen berichtet. Das Buch möchte Anregungen geben für einen tiergemäßen und respektvolleren Umgang mit unseren kleinen Freunden. (116 Seiten)
Weiteres aus dem Inhalt:
Miasmatische Grundlagen des Fleischverzehrs. Warum essen die Menschen so gerne Fleisch? Was uns die Tiere dazu mitteilen. Qualzüchtung; Insekten- und Ungezieferbefall; Fallbeschreibungen; gesunde Ernährung für Tiere; LM-Potenzen in der Konstitutionsbehandlung der Pferde.

Lehr- und Forschungsinstitut für Homöopathie

Ravi Roy • Hörnleweg 36 • 82418 Murnau • Tel.: 0 88 41 / 44 55

*Der Ruf vieler Menschen nach einer echten, umfassenden Heilkunst ist sehr laut geworden. Das Ähnlichkeitsgesetz wurde von der Natur geschaffen und von Hahnemann für die Menschheit in der Wissenschaft der Homöopathie verankert und anwendbar gemacht. Es erfüllt auf besondere Weise die Sehnsucht der Menschen nach einer Vereinigung zweier, nur scheinbar gegensätzlicher Bereiche unseres Daseins - Wissenschaft und Glauben. Wir wollen mit diesem Institut eine breitere Basis für die Homöopathie schaffen, mehr Menschen erreichen, neue Therapeuten ausbilden und bereits praktizierenden Therapeuten die Möglichkeit geben, ihre Kenntnisse zu vertiefen und in einen Erfahrungsaustausch zu treten. **Auch ihre Erfahrungen mit den Impfnosoden sind wichtig. Wir nehmen sie dankbar entgegen.***

Der Lehrbereich des Instituts umfaßt Grundausbildung und Fachfortbildung. Besonderer Wert wird in den nächsten Jahren auf die Miasmenlehre Hahnemanns gelegt. Wir forschen über spezifische homöopathische Vorgehensweisen bei schwierigen Krankheitszuständen und befassen uns mit Prüfungen und der klinischen Erprobung neuer Mittel, insbesondere der Nosoden.

Ein Kursteilnehmer, selber praktizierender Heilpraktiker, über Ravi Roys Kurse in den **"Berliner Heilpraktiker Nachrichten"** (4/92) "Die Sichtweise Ravi Roys empfand ich als sehr erleichternd, befreiend und wegweisend. Wegweisend insofern, als daß er uns aufforderte, selbst zu Wissenschaftlern zu werden, offen zu sein, unvoreingenommen wahrzunehmen, den Mut zu haben, auch gegen scheinbar herrschende Meinungen zu denken und zu leben. Erstmals hörte ich in einem Kurs eine plausible Erklärung der LM-Potenzen, warum und wie sie einzusetzen sind. Er legte sehr überzeugend dar, unterstützt durch Fälle aus der Praxis, warum und wie er mit LM-Potenzen besonders im chronischen Erkrankungsbereich arbeitet, wie die Reaktionen zu beurteilen, und welche Regeln bei der Verordnung und Einnahme zu beachten sind. Noch nie habe ich eine derart plastische und dennoch von großer Erfahrung, Praxisnähe und Genauigkeit gespickte Darstellung eines Arzneimittelbildes erlebt. Ravi Roy setzt Akzente, die den Weg zu den Quellen weisen, ohne für das Neue verschlossen zu sein. Nach diesem Kurs habe ich keinen Zweifel mehr, die Kunst der Homöopathie wirklich erlernen zu können."

Similia
similibus
curantur

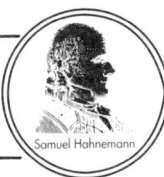
Samuel Hahnemann

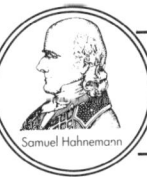
Samuel Hahnemann

Ähnliches
wird durch
Ähnliches geheilt

Notizen: